BLV aktiv + gesund

Heike Höfler

VENENGYMNASTIK

für gesunde, schöne Beine

blv

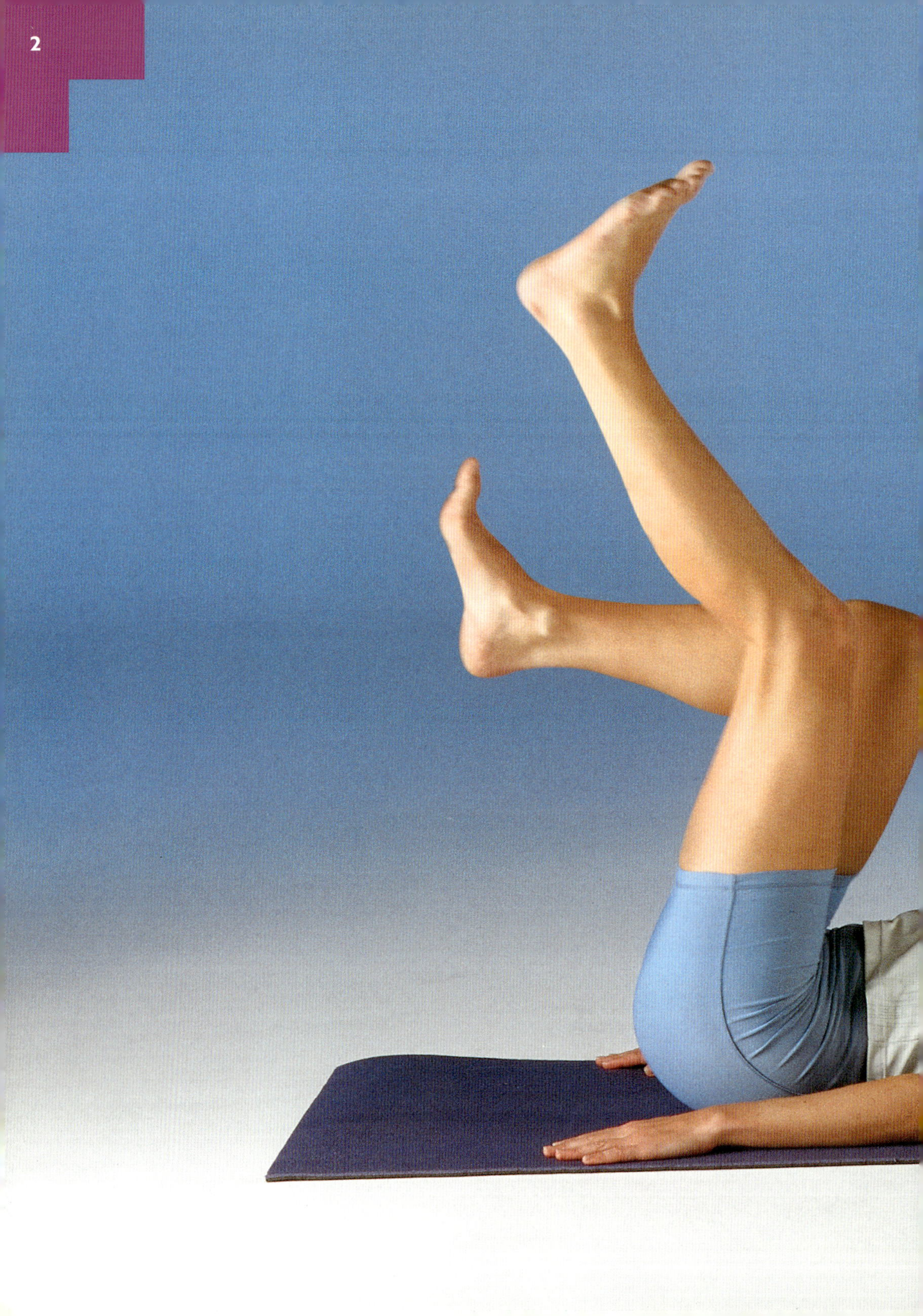

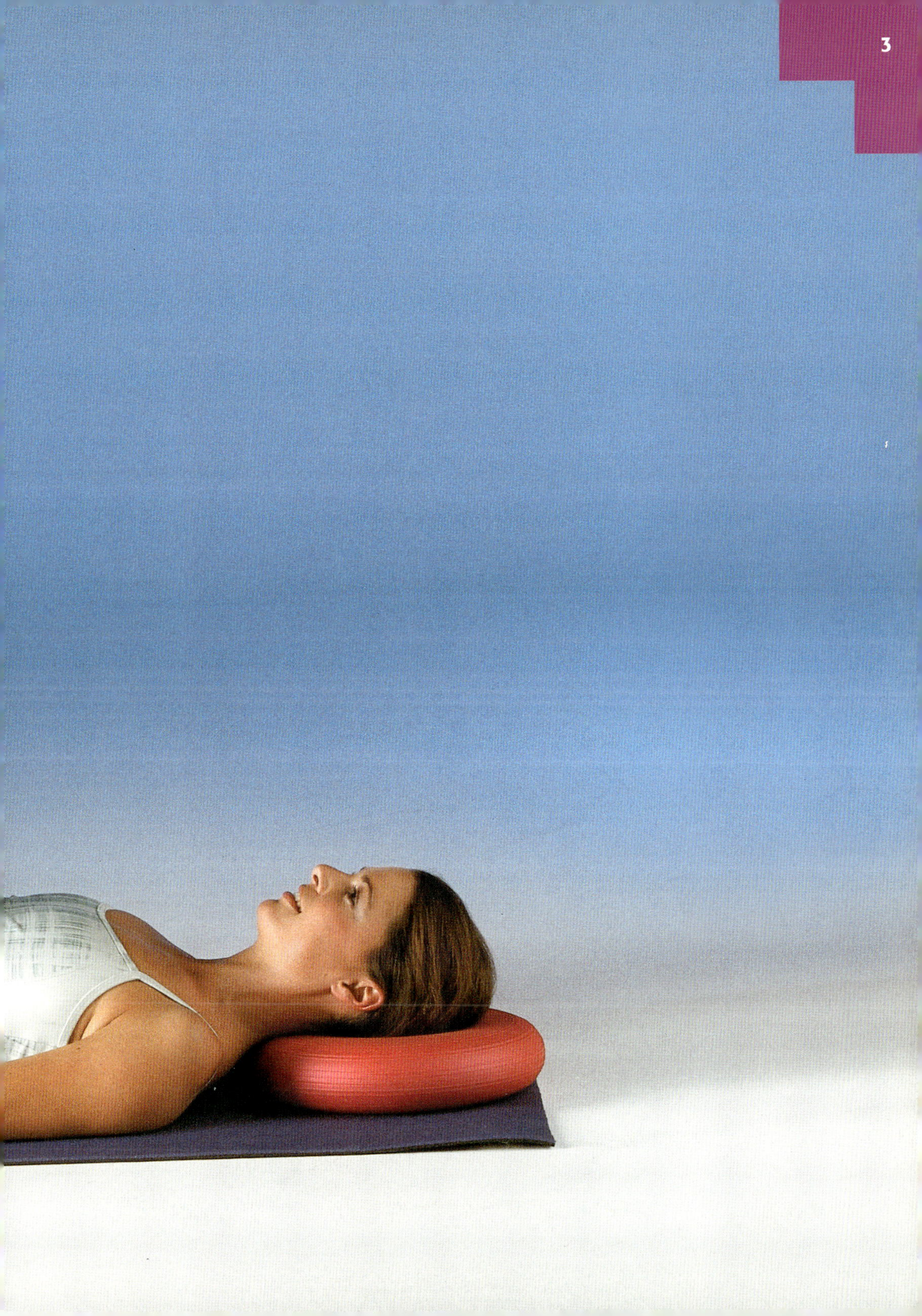

Die Deutsche Bibliothek –
CIP-Einheitsaufnahme

Ein Titeldatensatz für diese Publikation ist bei Der Deutschen Bibliothek erhältlich

Demonstration der Übungen
Astrid Neckermann und Veronika Plenk

Bildnachweis
Alle Fotos inkl. Umschlagfoto von Ulli Seer
Grafiken: Jörg Mair

Layoutkonzept Umschlag und Innenteil: Studio Steinbicker, München
Satz & Layout: Volker Fehrenbach
Reproduktion: Repro Ludwig, Zell am See
Lektorat: Edith Ch. Kiel
Herstellung: Peter Rudolph

BLV Verlagsgesellschaft mbH
München Wien Zürich
80797 München

Druck: BOSCH-Druck, Ergolding
Bindung: Conzella, Aschheim-Dornach

Gedruckt auf chlorfrei gebleichtem Papier

Printed in Germany · ISBN 3-405-16375-7

Heike Höfler,
Jahrgang 1956, ist staatlich geprüfte Sport- und Gymnastiklehrerin. Ihre Kenntnisse stützen sich auf jahrelange Berufserfahrung als Gymnastiklehrerin an der Waldeck-Klinik in Bad Dürrheim sowie als Leiterin von speziellen Rückenschul- und Atemgymnastikkursen.
Die Autorin hat bereits zahlreiche Bücher mit Übungsprogrammen zu den Themen Schwangerschaft, Rückbildung, Atmung und Rückenschule veröffentlicht. Mit dem von ihr entwickelten Fitnesstraining für das Gesicht ist sie einer breiten Öffentlichkeit bekannt geworden.
Im BLV Verlag liegen von Heike Höfler folgende Publikationen vor:
- »Die Nackenschule: Übungsprogramme für Kopf, Hals und Schultern«,
- »Beckenbodengymnastik für Sie und Ihn: Gezielte Übungsprogramme für jeden Tag«,
- »Schwangerschaftsgymnastik: Mit Übungen für die Rückbildung«.

Hinweis
Das vorliegende Buch wurde sorgfältig erarbeitet. Dennoch erfolgen alle Angaben ohne Gewähr. Weder Autorin noch Verlag können für eventuelle Nachteile oder Schäden, die aus den im Buch vorgestellten Übungen und Informationen resultieren, eine Haftung übernehmen. Im Zweifelsfall ist immer ein Arzt aufzusuchen.

Wir danken
- AERO LLOYD, München, für die Erlaubnis, in einem ihrer Flugzeuge fotografieren zu dürfen,
- der Firma NIKE, die unser Model Astrid mit Sportkleidung ausstattete,
- der Firma TOGU, Prien, die für die Aufnahmen einige ihrer Produkte (Ballkissen, Noppenball etc.) zur Verfügung stellte.

Inhalt

Vorwort

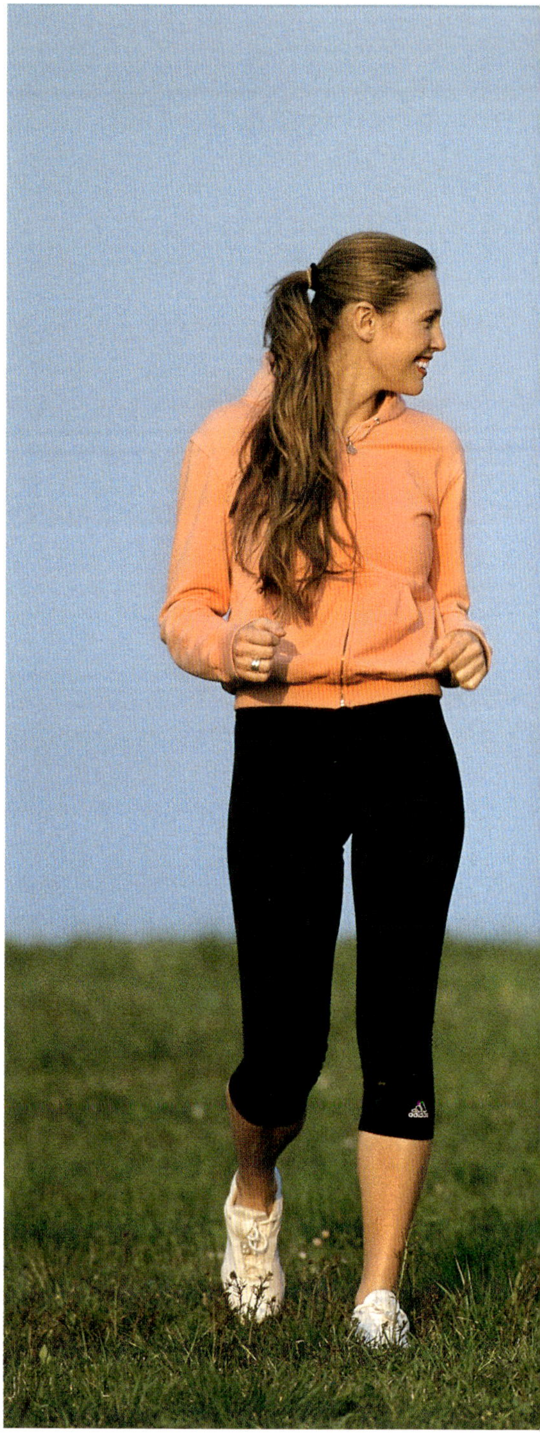

In den vergangenen Jahren ist in unserer von Bewegungsmangel geprägten Gesellschaft eine steigende Anzahl von Venenerkrankungen zu beobachten. Selbst bei vielen Kindern und Jugendlichen sind bereits erste Anzeichen von Venenbeschwerden festzustellen.

Die Erfahrung zeigt, dass der Übergang von gesunden zu kranken Venen der unteren Extremitäten schleichend sein kann und oft auch unbemerkt bleibt. Erste Warnsignale (Besenreiser, schwere Beine, angeschwollene Knöchel) werden häufig übersehen oder gar fehlinterpretiert, was dazu führt, dass prophylaktische Maßnahmen (mehr Bewegung, Sport, gezielte Übungen, Kaltwasseranwendungen) meist viel zu spät eingeleitet werden.

Befragte Patientinnen und Patienten (Männer sind übrigens genauso betroffen wie Frauen) denken bei Venenproblemen und deren Behandlung vordergründig vielfach nur an einen kosmetischen Effekt oder resignieren, weil sie glauben, sie müssten sich diesem »Schicksal« ergeben. Obgleich schon lange bekannt ist, dass die fehlende Funktionstüchtigkeit der Venen der Ursprung schwerwiegender oder sogar lebensbedrohlicher Krankheitsverläufe sein kann, wird diesem Umstand generell zu wenig Aufmerksamkeit geschenkt. In vielen Fällen wird das Problem erst dann beachtet, wenn sich eine ernsthafte Venenerkrankung manifestiert.

Frau Heike Höfler, Sport- sowie Gymnastiklehrerin und erfahrene Autorin, schließt mit dem vorliegenden Buch eine längst überfällige Lücke.

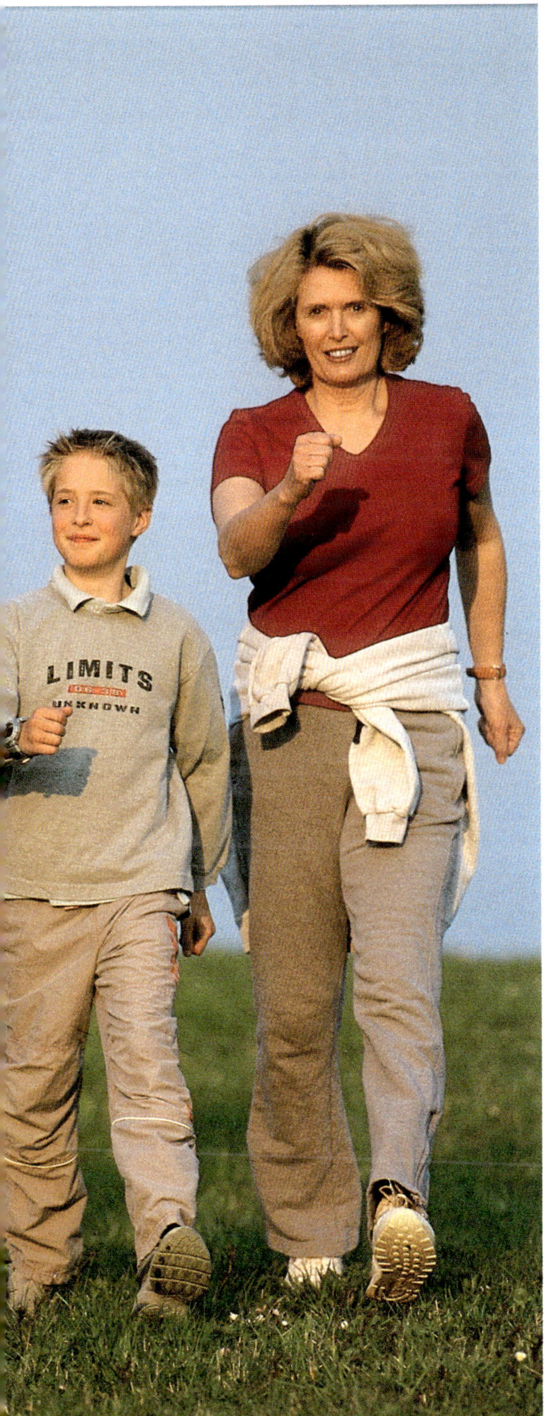

Neben umfangreichen Informationen über das Venensystem und dessen Funktion sowie dem Bewusstmachen, von welch großer Bedeutung gesunde Venen für den gesamten Organismus sind, gibt sie dem Leser ein praxisbezogenes Übungsprogramm an die Hand, das sich jederzeit zu Hause, im Büro und auf Reisen ausführen lässt.

Als Gefäßspezialist wünsche ich diesem Buch eine große Verbreitung zum Nutzen vieler Menschen.

Dr. med. Carl-Arthur Hartwig
Internist und Angiologe
Chefarzt sowie ärztlicher Direktor der Kurklinik und des Park-Hotels Waldeck
Bad Dürrheim/Schwarzwald

Abb. 1
Walking in freier Natur mit der Familie – das macht Spaß und ist gesund. Nehmen Sie sich so oft wie möglich Zeit dafür.

Einleitung

Möglicherweise haben Sie gerade einen anstrengenden Tag hinter sich. Im Büro konnten Sie so gut wie nie Ihren Schreibtisch verlassen, saßen also viel zu viel, und als Friseur oder Friseurin, Verkäufer oder Verkäuferin etc. mussten Sie viel zu lang stehen. Sie hatten während des Tages kaum Bewegung und jetzt, am Abend, brennen Ihre Beine wie nach einem ewig langen Fußmarsch.

Oder haben Sie etwa die ersten kleinen Besenreiser entdeckt, die allerersten Anzeichen für Venenschwäche? Vielleicht liegen Sie auch manchmal im Bett und können nicht einschlafen, weil Ihre Unterschenkel kribbeln oder sich in den Waden ein Krampf bildet – eine besonders unangenehme Erscheinung. Oder Ihre Beine fühlen sich nach einem langen Arbeitstag heiß an und die Fußknöchel sind geschwollen; die Füße passen kaum mehr in die Schuhe.

All diese Beschwerden sollten Sie ernst nehmen, denn sie sind die ersten Vorboten **venöser Durchblutungsstörungen**. Eine Venenerkrankung befällt einen nicht plötzlich über Nacht; sie beginnt eher langsam. Zuerst spürt man gar nichts davon. Achten Sie deshalb auf **die ersten Alarmsignale:** abends müde, schwere oder schon angeschwollene, manchmal kribbelnde Beine.

Die Füße und Beine müssen ein Leben lang das Gewicht des Menschen tragen. Dennoch werden sie über lange Jahre nicht beachtet und völlig vernachlässigt. Dabei zahlen sich frühe Pflege, gute Schuhe sowie Kräftigungs- und Bewegungsübungen allemal aus. Nicht nur Rückenschmerzen, sondern auch Venenprobleme sind der Preis, den die Menschheit für den aufrechten Gang bezahlt. Denn beim Stehen, Gehen und auch Sitzen müssen die Beinvenen das Blut gegen die Schwerkraft zum Herzen befördern. Dabei leisten sie Schwerstarbeit: 7200 Liter verbrauchtes Blut müssen täglich einen Höhenunterschied von etwa 1,50 Meter gegen die Erdanziehungskraft überwinden. Bei schwachem Bindegewebe und mangelnder Bewegung nimmt die Blutfülle der Venen zu. Die Muskulatur verliert an Masse und an Kraft, so dass auch beim Gehen weniger Druck auf die Venen ausgeübt wird. Die Geschwindigkeit des Blutrückstroms aus den Venen nimmt ab und verlangsamt sich. Dadurch kann das Blut in den Beinvenen versacken und sich stauen. Die Folge: Die Venenwände können dem durch den Stau verursachten größeren Druck nicht genügend standhalten, vor allem wenn auf Grund von Veranlagung das Bindegewebe weich und nachgiebig ist. Ein **chronischer Prozess** beginnt: Langsam, aber stetig kommt es zu einer Venenerweiterung, was wiederum die Venenklappen daran hindert, sich vollständig zu schließen. So können im Laufe der Zeit prall gefüllte Krampfadern entstehen.

Venenschwäche ist jedoch zum Glück kein unausweichliches Schicksal, denn man kann einiges dagegen tun. Je früher Sie mit vorbeugenden Maßnahmen beginnen und gezielte Übungen in Ihren Tagesablauf einbauen, desto eher und besser bekommen Sie das Problem in den Griff. Wenn bei Ihnen bereits Krampfadern (krankhafte Erweiterung von Venen) erkennbar sind, sollten Sie keine Zeit verlieren und alles daransetzen, dass sich das Leiden nicht verschlimmert, um ein Fortschreiten der

Beschwerden, wie eine Thrombose (Verstopfung bzw. Verschluss von Blutgefäßen durch Blutgerinnsel), oder gar einen nicht wieder gutzumachenden Schaden zu verhindern.
Dieses Buch zeigt Ihnen, was Sie vorbeugend tun oder wie Sie bei einem bereits vorhandenen Leiden lindernd einwirken können, um den Blutrückfluss zu unterstützen und die belasteten Venen zu entlasten und zu entstauen.
Eine der wichtigsten Einrichtungen, diese Arbeit zu verrichten, ist die Muskelpumpe der Waden und der Sprunggelenke. Durch die Anregung des Blutrückstroms können auch Ablagerungen an den Veneninnenwänden verringert werden, so dass es weniger zu Verkalkungen und Verklebungen kommt.
Während die Menschen der noch natürlich lebenden Völker kaum unter Venenproblemen leiden, treten in unserer Zivilisation bei jeder zweiten Frau und jedem vierten Mann in der zweiten Lebenshälfte Krampfadern auf. Die Deutsche Venen-Liga gab in ihrer Zeitschrift *Venenspiegel* (Nr. 1/2000) bekannt, dass in Deutschland 1,5 Millionen Menschen mit einem offenen Bein oder den Folgezuständen leben. 2500 Menschen gehen wegen eines Venenleidens jährlich in Rente. Außerdem sterben immer noch jährlich etwa 30.000 Menschen an einer Lungenembolie.
Steigend ist übrigens die Zahl der lebensgefährlichen Thrombose auf langen Flügen. Deshalb wird dieses spezielle Problem in diesem Buch thematisiert – ein Problem, das jeden treffen kann, vor allem aber jene Flugpassagiere, die schon unter einer Venenschwäche leiden, Übergewicht haben oder bei denen eine Herzinsuffizienz (Herzschwäche) festgestellt wurde.
Frauen, die die Antibabypille einnehmen, vor allem wenn sie zusätzlich noch rauchen, sind besonders thrombosegefährdet, desgleichen Frauen während einer Schwangerschaft, da die Hormone Östrogen und Gestagen ein Lockerwerden des Gewebes bewirken, wodurch die Venenwände nachgiebiger werden und die Venen sehr viel mehr Blut aufnehmen können. Die vermehrte Venendehnbarkeit, die erhöhte Gesamtblutmenge im Körper der werdenden Mutter sowie der Druck der wachsenden Gebärmutter auf die großen Beckenvenen führt bei 75 Prozent aller Schwangeren zu Besenreisern und Krampfadern.
Bei ungünstigen Bedingungen – und dazu zählt langes, unbewegliches Sitzen – kann es leicht zu einer Venenentzündung oder gar Thrombose kommen. Das Gleiche gilt überall dort, wo man über lange Zeit auf engstem Raum eingepfercht sitzt, also selbst auf Zug-, Bus- oder Autoreisen. Auch der ADAC warnt, dass lange Autofahrten ohne ausreichende Bewegungspausen das Thromboserisiko erhöhen. Erschwerend ist natürlich die Situation in den Sommermonaten, wenn man lange im Stau steht und die Sonne heiß auf das Autodach herunterbrennt.
Vor allem aber gerieten in diesem Zusammenhang die Langstreckenflüge ins Gerede, wo es bei manchen Passagieren zu gefährlichen Durchblutungsstörungen gekommen ist. Man nennt diese Problematik seit neuestem das »Touristenklasse-« oder »Economy-class-Syndrom«. Ursache ist die enorm eingeschränkte Beinfreiheit, langes, inaktives

Sitzen und das Abknicken der in den Kniekehlen verlaufenden Venen. Hinzu kommt eine meist ungünstige Sitzhaltung. Dadurch kann sich in den tiefer liegenden Beinvenen das Blut stauen, der Blutrückfluss zum Herzen wird langsamer, so dass das Blut zu dick und zähflüssig wird (deshalb sollten Sie unbedingt auch darauf achten, viel zu trinken!) und zur Gerinnung neigt. Jetzt können sich besonders leicht Blutgerinnsel in den Bein- und Beckenvenen bilden. Im schlimmsten Fall kann sich das Gerinnsel beim Aufstehen lösen, in die Lunge wandern und dort eine lebensbedrohende Embolie auslösen. Hat sich ein Blutpfropf in den tiefer liegenden Venen gebildet, werden auch die an der Hautoberfläche liegenden Venen deutlich sichtbar, da der Blutfluss jetzt durch sie geleitet wird.
Aber auch schon leichtere Venenbeschwerden, Wadenkrämpfe und Durchblutungsstörungen oder auch Verspannungen im Rücken- und Nackenbereich reichen bereits aus, um die Freude, endlich am Zielort anzukommen, zu vergällen.
Mit den speziellen Workouts können Sie gerade in besonders risikoreichen Situationen, wie beispielsweise im Flugzeug, »maßgeschneiderte« Übungen für Ihre Venen und Beine ausführen und dadurch den langen Flug unbeschadet überstehen.
Ich möchte Ihnen Mut machen, selbst aktiv zu werden und etwas gegen Venenprobleme zu unternehmen – aber nicht erst dann, wenn bereits starke Schäden bestehen, sondern schon frühzeitig, um so manches Leiden zu verhindern.
Auch nach Venenoperationen sind die in diesem Ratgeber beschriebenen Übungen ein absolutes Muss, um ein Entstehen von neuen Krampfadern und weiteren Venenleiden zu vermeiden.

Gleichzeitig bewirken die abwechslungsreichen Übungen straffe und formschöne Beine. Viele der Übungen tragen außerdem zur Kräftigung der Gesäßmuskulatur bei und sind sehr wirksam gegen die von Frauen so gefürchtete so genannte Orangenhaut (Cellulite).
Werden Sie jetzt aktiv und sorgen Sie dafür, dass es zu keinem Problem mit den Beinen kommt, das ein ernsthaftes Venenleiden zur Folge haben. Die meisten Übungen lassen sich überall ausführen: zu Hause, am Arbeitsplatz oder in der Freizeit. Spezielle Übungsprogramme sind für das Büro gedacht, für lange Bahn-, Bus- oder Autofahrten, für Flugreisen oder für den Urlaub am Strand. Und Sie werden sehen: Die Übungen machen sogar Spaß!

Abb. 2

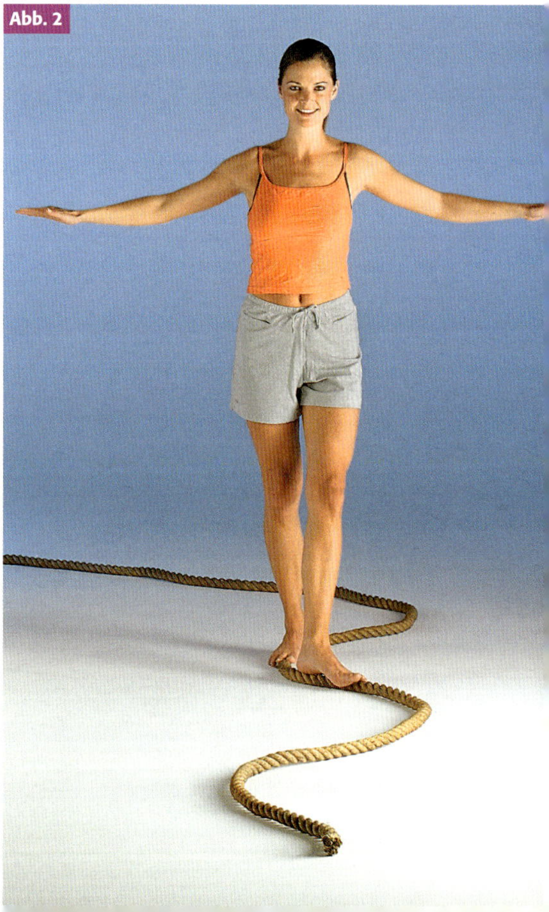

Ursachen von Venenschwäche

Arterien- und Venenprobleme gelten heute als häufigste Zivilisationskrankheit, wobei die Krampfadern dominieren. Durchblutungsstörungen sind die Folge ungünstiger Einflüsse unserer Industriegesellschaft, und zwar auf Grund eines Zusammenwirkens der verschiedensten Ursachen, vor allem von zu wenig oder einseitiger Bewegung sowie von ungesunder Ernährungsweise. Nicht zu vergessen ist der Gang des Menschen auf seinen zwei Beinen, den viele als Hauptursache für das Auftreten von Krampfadern ansehen. Interessanterweise gibt es im ganzen Tierreich kein den menschlichen Krampfadern ähnliches Krankheitsbild. Der aufrechte Gang des Menschen führte unweigerlich zu einer Veränderung der Durchblutungsverhältnisse, wirkt doch die Schwerkraft dem venösen Blutkreislauf aus den Beinen zum Herzen entgegen. Deshalb sollten Sie jede Möglichkeit nutzen, die Beine hochzulegen!
Jeder Zweite über 60 hat Venenprobleme. Meist beginnen sie jedoch schon sehr viel früher. Bereits 20- bis 40-Jährige können darunter leiden. Eine Rolle spielt dabei immer eine anlagebedingte Bindegewebsschwäche, später dann auch altersbedingte Veränderungen der Gefäßwände. Besonders gefährdet sind Menschen mit Übergewicht, und auch Frauen in der Schwangerschaft haben beträchtlich damit zu tun. Je höher das Gewicht, desto mehr Arbeit müssen die Venen leisten und umso eher wird auf die Beckenvenen Druck ausgeübt, wodurch es zum Rückstau im Bauch- und Leistenbereich kommen kann.
Frauen sind in der Regel etwas anfälliger für Venenleiden als Männer. Dies liegt vor allem an den Hormonschwankungen, denen die Frau mehr ausgesetzt ist. In der Schwangerschaft führen Hormone im Allgemeinen zu einer Auflockerung des Gewebes und die Venenwände werden noch nachgiebiger und können sehr viel mehr Blut aufnehmen. Das Blutvolumen ist in dieser Zeit sowieso größer. Aber auch die Antibabypille, die die Kombination Östrogen und Gestagen enthält, bewirkt eine Venenerweiterung und begünstigt dadurch die Bildung von Krampfadern und sogar die Entstehung einer Thrombose. Die so genannte Mikropille, die vergleichsweise weniger Hormone enthält, gilt als risikoärmer.
Schädlich wirken sich immer auch beengende Kleidung, einschnürende (Knie-)Strümpfe sowie hohe Schuhe aus, denn hohe Absätze bewirken einen Ausfall der Sprunggelenk- und Wadenmuskelpumpe.
Aber es kann jeden treffen. Unsere Zivilisation hat viele Bedingungen geschaffen, die den Venen überhaupt nicht gut tun. Das viele Sitzen, aber auch stundenlanges Stehen auf beengtem Raum in meist ungünstiger Haltung sowie ein oberflächliches Atmen sind äußerst schädlich für die Venen. Das Gleiche gilt für langes Sitzen, besonders auf engem Raum wie etwa im Bus oder im Flugzeug. Lange Bewegungslosigkeit der Beine führt so gut wie immer zu Durchblutungsstörungen der unteren Extremitäten. Aber auch nach längerer Bettruhe oder nach Operationen lässt die Kreislauftätigkeit nach und der Blutfluss wird langsamer. Dies bedeutet immer Gefahr für die Venen.
Auch der Darm kann eine Ursache für Venenprobleme darstellen. Ein überfüllter Darm kann die großen Venen im

Unterleib abdrücken. Deshalb gilt eine ballaststoffreiche Ernährung als vorbeugende Maßnahme gegen das Entstehen von Krampfadern.

Erste Anzeichen beachten

Beachten Sie frühe Warnsignale von Venenschwäche: Das sind ein vor allem abendliches Schwere- und Spannungsgefühl in den Waden oder im Knöchelbereich bzw. um die Sprunggelenke, bleierne Schwere oder Jucken in den Beinen, bläulichrote Äderchen an den Fesseln, manchmal auch am Oberschenkel, oder geschlängelte blaue Adern im Wadenbereich. Besenreiser, Krampfadern und Wadenkrämpfe gehören zu den ersten Anzeichen von Venenschwäche, die man auf alle Fälle beachten sollte. Das ist der Zeitpunkt, etwas zu tun, um ein weiteres Fortschreiten der Beschwerden unbedingt zu vermeiden und Schäden zu verhindern, die nicht wieder gutzumachen sind. Denn bereits in diesem Anfangsstadium ist der Rückstrom des Blutes zum Herzen in irgendeiner Form gestört.

Früherkennung und die rechtzeitige Behandlung sind von unschätzbarem Wert, denn Venenschwäche und Krampfaderleiden unterliegen einem chronischen Verlauf. Beide Krankheitsbilder entwickeln sich nur langsam und verschlimmern sich, wenn man nichts dagegen unternimmt. Früher wurde das Krampfaderleiden häufig nur als »Schönheitsfehler« betrachtet und blieb infolgedessen unbeachtet. Jedoch so gut wie immer kam es nach einer gewissen Zeit zu dringend behandlungsbedürftigen Venenerkrankungen. Dem gilt es rechtzeitig vorzubeugen, denn was einmal versäumt wurde, kann bei Venenproblemen oft nicht mehr nachgeholt werden. Unbehandelt schreitet dieses Leiden fast immer fort und es bilden sich weitere Krampfadern, die die bestehenden Störungen nur noch verstärken.

Zur Vorbeugung von Venenerkrankungen ist es empfehlenswert, hin und wieder **Kompressionsstrümpfe** zu tragen. Zur Nachbehandlung nach einer Krampfaderverödung und -operation sowie nach Venenentzündungen ist das Tragen solcher Stützstrümpfe ohnehin anzuraten. Neben entsprechenden Übungen ist dies auch eine wirksame Maßnahme bei abendlicher Schwere der Beine oder geschwollenen Beinen, wie sie häufig bei Menschen mit stehendem oder sitzendem Beruf vorkommen. Auch während einer Schwangerschaft oder wenn eine Anlage zu Venenleiden bekannt ist, können diese Strümpfe die Venen stabilisieren, die Ausbildung von (Schwangerschafts-)Krampfadern verhindern und den Blutrückfluss erheblich verbessern. Nachts sollten Sie bei ersten Anzeichen von Venenschwäche übrigens darauf bedacht sein, die Beine hochzulagern, so dass sich die Krampfadern entleeren können. Ideal ist es, wenn der Fußteil des Betts sich etwas hochstellen lässt.

Beachten Sie deshalb die ersten Anzeichen und tun Sie aktiv etwas dagegen. Üben Sie häufig, regelmäßig und an allen möglichen Orten. Achten Sie auch auf eine tiefe Atmung. Legen Sie auf eine gesunde Ernährung Wert. Entlasten Sie zwischendurch und so oft wie möglich Ihre Beine. Nutzen Sie auch die Möglichkeit kalter Güsse oder Wechselbäder und tragen Sie, wenn nötig, hin und wieder Kompressionsstrümpfe.

So funktioniert der Blutkreislauf

Der menschliche Blutkreislauf besteht aus drei Gefäßsystemen:

- den Venen: sie leiten sauerstoffarmes, verbrauchtes Blut von den Körperorganen und der Körperperipherie zum Herzen zurück;
- den Arterien: sie führen das Blut vom Herzen zu den Organen und den Geweben;
- dem Lymphsystem: die Lymphe ist für den Stoffaustausch der Gewebe von großer Bedeutung, daneben hat sie eine Reinigungs- und Schutzfunktion.

Diese »Lebensadern« durchziehen unseren Körper und stehen in engster Verbindung miteinander. Ihre Funktionen sind jedoch von unterschiedlicher Natur.
Ohne Pause werden ständig 5 Liter Blut durch den Körper gepumpt. Der Motor dafür ist das Herz, eine so genannte Saug- und Druckpumpe, die ein Leben lang das aus den Lungen kommende sauerstoffreiche Blut durch die Arterien pumpt. Das Blut wird zu allen Organen, Geweben und entfernt gelegenen Zellen getrieben. Dabei verzweigen sich die Gefäße immer mehr und werden immer dünner, bis das Blut schließlich in die äußerst dünnen Kapillargefäße gelangt, wo es Sauerstoff und Nährstoffe an die Zellflüssigkeit im Gewebe abgibt sowie Abfall- und Schlackenstoffe zusammen mit dem Kohlendioxid aufnimmt. An den Enden der Kapillaren nehmen die feinen Venengefäße (Venolen) das verbrauchte Blut auf und leiten es über immer dickere Venen zur rechten Herzhälfte zurück, von der es dann zur erneuten Sauerstoffaufnahme in die Lunge und zurück zur linken Herzhälfte geleitet wird.

Die **Arterien** sind im Gegensatz zu den Venen dickwandig, kräftig und mit einem starken Muskelmantel ausgekleidet. Dies ist wichtig, denn sie müssen bei jedem Herzschlag einen hohen Druck aushalten. Der wellenförmige Blutdruckpuls kann an bestimmten Körperstellen getastet und der Blutdruck gemessen werden.
Während sich nur etwa 20 Prozent unseres Blutes in den Arterien befinden, nehmen die **Venen** 80 Prozent auf. Durch ihre enorme Dehnbarkeit stellen sie auch ein Speicherorgan für das Blut dar. Des Weiteren reguliert das Venensystem die Körpertemperatur (Thermoregulation). Bei heißen Temperaturen erweitern sich die Blutgefäße, was wiederum dazu führt, dass sich die zirkulierende Blutmenge vergrößert, so dass mehr Wärme abgegeben werden kann. Bei Menschen mit Venenproblemen kann es dadurch zu einem Kreislaufkollaps oder einer Venenthrombose kommen. Dagegen bewirken Kälte und Kühlung ein Zusammenziehen der Blutgefäße, was zu einer deutlichen Verminderung der gespeicherten Blutmenge führt.
Wie bereits erwähnt, ist das Blut vor allem für den Sauerstoff- und Nährstofftransport verantwortlich, aber auch für die Beseitigung von Schlacken- und Abfallstoffen. Deshalb ist es äußerst wichtig, dass es flüssig bleibt. Kommt es zu Ablagerungen in den Blutgefäßen, einer Gefäßverkalkung (Arteriosklerose), führt dies unweigerlich zu einem Sauerstoff- und Nährstoffmangel im Gewebe, weil nur noch wenige rote Blutkörperchen durchkommen. Die Blutkörperchen, die sich hier stauen, werden dann unelastischer und verklumpen zusam-

men mit Eiweißstoffen. Das Blut wird dicker und damit zähflüssiger. Es kommt zu Durchblutungsstörungen sowie zur Blutunterversorgung der Gewebe und Organe. Übrigens verringern auch Hormone (Antibabypille) die Fließgeschwindigkeit des Blutes. Wasser sammelt sich im Gewebe an und die Beine werden (sichtbar) dick und (fühlbar) schwer.

Auch die Blutgefäße sind dem natürlichen Alterungsprozess unterworfen. Mit den Jahren degenerieren sie, leiern aus und verkalken. Aktive Übungen sowie bewusste Pflege wirken diesem Prozess entgegen.

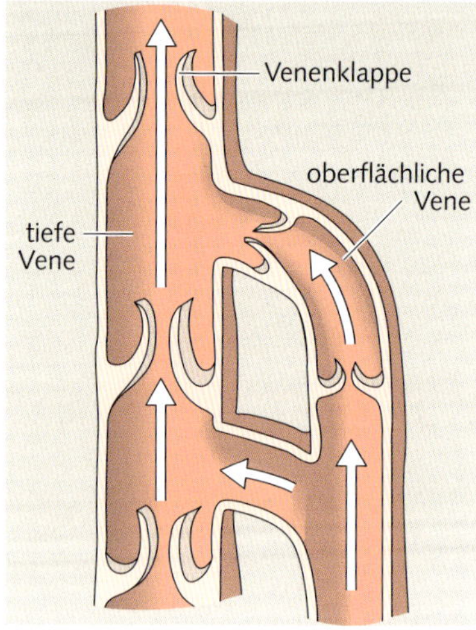

Abb. 3
Aus dem oberflächlichen Venensystem fließt das Blut durch die Verbindungsvenen in das tiefe Beinvenensystem ab.

Aufbau und Arbeitsweise der Venen

Bedenkt man, dass durch die Blutzirkulation im Körper die Venen täglich die stattliche Menge von rund 7000 Litern Blut von den Füßen zum Herzen pumpen müssen, wird klar, wie wichtig deren Funktionstüchtigkeit ist und aufrechterhalten werden muss.
Die Venen bestehen aus einem Geflecht von oberflächlichen, tiefen und verbindenden Venen. In der Tiefe des Venensystems werden etwa 90 Prozent der venösen Gesamtblutmenge zurücktransportiert. Die **tiefen Venen** sind in die Wadenmuskulatur eingebettet und werden durch die Muskelpumpe beim Gehen ausgedrückt. Dadurch wird auch ein Sog zu den oberflächlichen Venen erzeugt, die dann sozusagen »leergesaugt« werden. Die **oberflächlichen Hautvenen** liegen außerhalb der stützenden Muskulatur im Unterhautfettgewebe und versorgen die oberfläch-

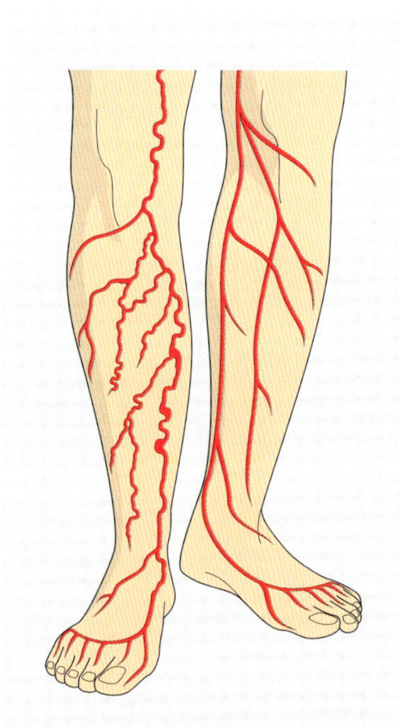

Abb. 4
Links: Geschlängelte, gut sichbare Krampfadern.
Rechts: Gesunde, oberflächlich gelegene Venen.

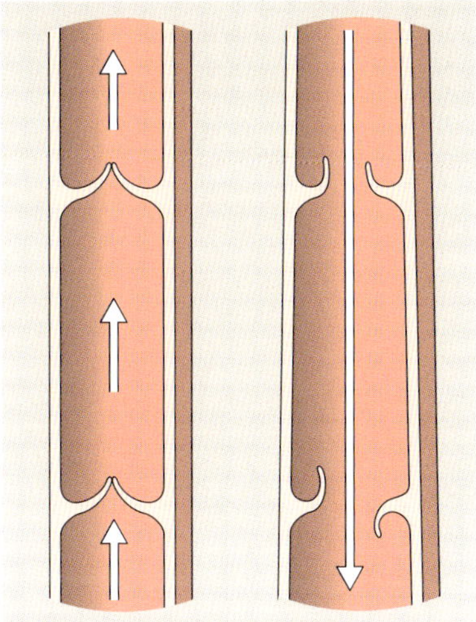

Abb. 5

Links: Gesunde, gut schließende Venenklappen sorgen in den oberflächlichen und tiefen Venen dafür, dass das Blut nur nach oben fließen kann. Rechts: Sind die Venenklappen geschwächt und schließen nicht mehr richtig, staut sich das Blut in den Venen und versackt in den Beinen.

lichen Hautschichten. Die **Verbindungsvenen** schließlich verbinden die tiefen mit den oberflächlichen Venen. Das venöse Blut des oberflächlichen Systems fließt über die Verbindungsvenen in das tiefe Venensystem und von dort über die untere Hohlvene zum rechten Herzen zurück.

Eine **Krampfader** ist eine Ausdehnung oder Aussackung einer oberflächlichen Vene dicht unter der Haut. Da eine Vene dünne, elastische Wände hat und nur über eine geringe eigene, und zwar glatte, Muskulatur verfügt, ist für sie der umgebende Halt des Bindegewebes wichtig. Erweitern sich die Venenwände, werden auch ihre Muskelwände ausgedünnt. Da sie sich nicht mehr aus eigener Kraft verengen kann, wird sie immer weiter und füllt sich immer mehr mit Blut. So entsteht oft eine geschlängelte **Krummader**.

Die Transporthilfen der tiefen und oberflächlichen Venen sind die **Venenklappen**. Diese sorgen dafür, dass das Blut nur nach oben in Richtung Herz und nicht mehr zurückfließen kann. Bei weiten, gestauten Venen jedoch werden die Taschenklappen immer verschlussunfähiger und damit auch funktionsuntüchtiger. In der erweiterten Vene fließt das Blut nur noch langsam. Wie bei einem Fluss können sich dadurch mehr »Schlamm- und Abfallstoffe« ablagern als bei einer schnelleren Fließgeschwindigkeit.

Wovon der Blutfluss in den Venen »angetrieben« wird

Restdruck aus dem arteriellen Gefäßsystem

Im Venensystem besteht noch ein von der Herztätigkeit ausgehender Restdruck. Dieser ist aber sehr gering und reicht nicht aus, das Blut nach oben – gegen die Schwerkraft – zu transportieren.

Arterienpumpe

Die vom Herzen kommende arterielle Druckwelle wird von der sich ausdehnenden Arterie auf die neben ihr liegenden Venen übertragen und drückt diese von außen zusammen.

Venenklappen

Ähnlich wie Ventilklappen oder Schleusentore verhindern sie an den inneren Venenwänden, dass das Blut wieder zurückfließt. Sie gewährleisten den Blutstrom entgegen der Schwerkraft in Richtung Herzen zum einen bei Druckpausen, zum anderen auch bei Gegendruck (z. B. beim Anspannen der Bauchmuskulatur, beim Husten, Niesen oder beim Pressen des Stuhlgangs, aber auch wenn am Ende der Schwangerschaft ein großer Überdruck im Bauchraum

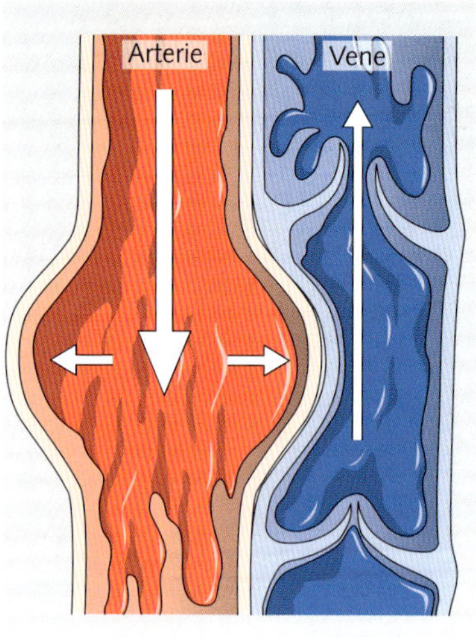

Abb. 6

Durch die rhythmische Pulswelle der Arterie (links) wird die danebenliegende Vene (rechts) zusammengedrückt. Dadurch wird das Blut entgegen der Schwerkraft nach oben in Richtung Herz gepumpt. Man spricht von der Arterienpumpe oder, korrekter, Schlagader-Druck-Saugpumpe.

herrscht). Diese kleinen Segel oder Schleusentore befördern das Blut von Abschnitt zu Abschnitt bis zum Herzen, vergleichbar mit der Funktionsweise eines Förderbands mit Schaufeln. Funktionieren die Klappen nicht mehr richtig, kommt es zu Stauungen und Durchblutungsstörungen.

Atem- bzw. Zwerchfellpumpe

Die Atempumpe wirkt durch die gegenläufigen Druckschwankungen im Brust- und Bauchraum wie eine Saug-Druckpumpe. Während der Einatmung senkt sich das Zwerchfell und drückt die Baucheingeweide zusammen. Gleichzeitig werden die Bauch- und Beckenvenen entsprechend ausgepresst. Hinzu kommt, dass der Druck im Brustkorb sinkt, wodurch das Blut aus dem Bauchraum in die Venen des Brustkorbs gesaugt wird.

Während der Ausatmung kommt es zu einer gegengleichen Druckveränderung im Brust- und Bauchraum: Das Zwerchfell steigt wieder nach oben, wodurch der Druck auf die Bauch- und Beckenvenen abnimmt und außerdem ein Überdruck im Brustkorb entsteht. Dadurch wird der Blutstrom aus den tiefen Beinvenen in die Becken- und Bauchvenen sowie aus der oberen Hohlvene in die rechte Herzhälfte gefördert.

Sportliche Betätigung und eine gezielte Atemgymnastik begünstigen die Strömungsgeschwindigkeit des Blutes zum Herzen immer positiv.

Muskelpumpe

Sie setzt sich aus der Fußsohlen-, der Sprunggelenk- sowie der Wadenmuskelpumpe zusammen und stellt den wichtigsten Motor für den Transport des venösen Blutes dar. Aus diesem Grund werden die Beinvenen auch das »periphere Herz« genannt. Durch die Kontraktionen der Wadenmuskeln entsteht ein Pump-Saug-Mechanismus:

- Die Fußsohlenpumpe wirkt durch das Auftreten und Abrollen des Fußes auf die Blutgefäße in der Fußsohle entleerend.
- Die Sprunggelenkpumpe wirkt durch das kräftige Auf- und Abbewegen des Vorderfußes im Sprunggelenk (An- und Entspannen der Wadenmuskulatur) auf die Venengeflechte des Knöchelbereichs entstauend.
- Der Wadenmuskelpumpe kommt die bedeutendste venöse Transportkraft zu.

Gerade auch die Fußsohle enthält Blutgefäße, die zusammengepresst werden und dadurch das venöse Blut von ganz unten nach oben befördern können. Neben speziellen Fußübungen ist das

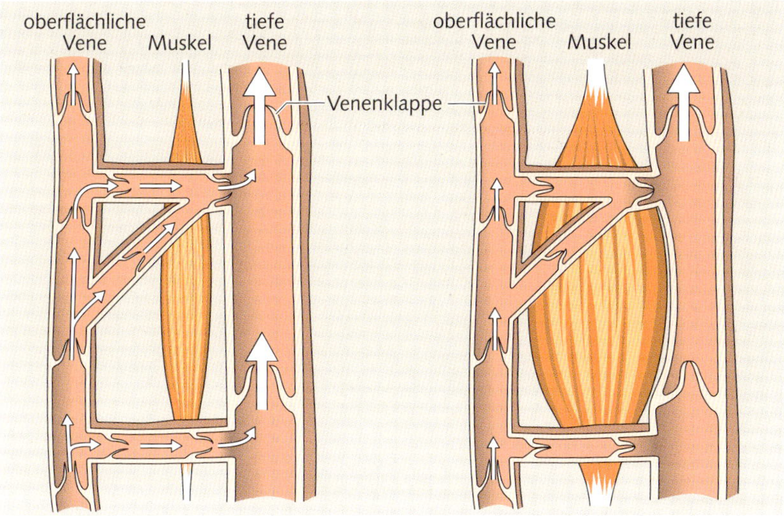

Abb. 7

Die Muskelpumpe ist eine der wichtigsten Hilfsinstrumente für den Transport des Venenblutes, außerdem verstärkt sie den Lymphfluss: Wenn sich die Muskeln zusammenziehen (rechts), drücken sie die dazwischenliegende Vene zusammen (siehe auch Abb. 3), wodurch das Blut zum Herzen gepresst wird. Sind die Muskeln entspannt, verhindern intakte Venenklappen, dass das Blut zurückfließt, und es kann erneut Blut aus der Tiefe angesaugt werden (links). Die leergedrückten Venen erzeugen einen Sog bis hin zu den oberflächlichen Venen.

Barfußlaufen ein äußerst empfehlenswertes Training. Es kräftigt nicht nur die Fußsohlen- und Wadenmuskeln, sondern regt auch die Fußreflexzonen an und stärkt damit das Immunsystem. Dagegen wird die Fußsohlenpumpe durch harte, unelastische Schuhsolen außer Kraft gesetzt. Harte Böden wirken ebenso ungünstig. Sebastian Kneipp sagte: »So oft wie möglich müssen die Füße von der »Verkrümmungsmaschine« (zu enge Schuhe) befreit werden. Um sein Glück, seine Gesundheit, sein Leben möglichst lange zu erhalten, ist eine vernünftige Übung und Abhärtung der Füße geboten.«
Bei der Sprunggelenkpumpe ist zu beachten, dass sich die Venen direkt über den Gelenkknochen befinden. Bewegungen aus dem Fußgelenk heraus bewirken nicht nur eine Anspannung und Entspannung der Wadenmuskeln, sondern auch ein Entleeren des Venengeflechts im Knöchelbereich, der Fußwurzel sowie des Mittelfußes.
Wenn sich die Muskeln der Waden zusammenziehen, drücken sie die zwischen ihnen verlaufenden tiefen Leitvenen zusammen. Das Blut wird dank der Venenklappen herzwärts gepresst. Dadurch kommt es zu einem Druckabfall in den entleerten Venen und es entsteht ein Sog auf die oberflächlichen Venen, aber auch auf die weiter fußwärts gelegenen tiefen Venen. In der Muskelentspannungsphase füllen sich die leergepressten Venen wieder.
Die Versteifung des Fußgelenks oder dessen eingeschränkte Mobilität hat immer eine Verschlechterung der Funktion der Wadenmuskelpumpe zur Folge. Das Sprunggelenk und die Achillessehne sollten deshalb immer gut beweglich und elastisch gehalten werden. Auch darauf wird bei den späteren Übungen geachtet.

Venenprobleme

Keine »Schönheitsfehler«, sondern eine Frage der Gesundheit

Vor allem bei Bewegungsarmut fließt das Blut in den Venen immer langsamer und es kann leicht zu Blutstauungen kommen. Die dünnen, elastischen, muskelarmen Venenwände überdehnen sich und weichen auseinander. Durch den fehlenden Tonus (der Spannungszustand des Gewebes der Venenwände ist herabgesetzt) können die Venenklappen nicht mehr richtig schließen. Ein Teil des Blutes fließt zurück und versackt in den Venen.

Sind nur kleine und kleinste an der Hautoberfläche liegende Venen von der stärkeren Blutfülle betroffen, spricht man von **Besenreisern**. Sie schimmern bläulich-rötlich durch die Haut und haben keinen Krankheitsstatus, können aber der Beginn einer Venenerkrankung signalisieren.

Im ersteren Fall jedoch entsteht eine prall gefüllte **Krampfader** (Varize). Wie bei einem breiten Fluss fließt das Blut nun langsamer, und so können sich am Rand, d. h. an den Venenwänden, Ablagerungen bilden. Nach einer chronisch venösen Blutstauung in den Beinen, nämlich wenn das Blut über längere Zeit sozusagen in den Venen stehengeblieben ist, werden die Venenwände durchlässiger und Blutbestandteile (hauptsächlich Wasser, Bluteiweiße und Salz) versickern im angrenzenden

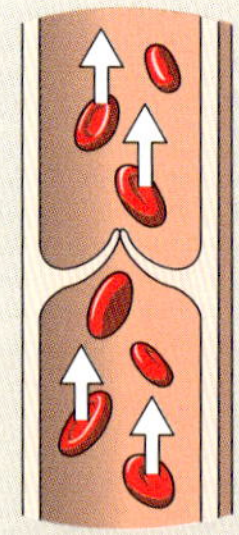

Gesunde Venenklappen: Wenn sich die Muskeln zusammenziehen, stellen sich die sog. Rücklaufventile aufrecht und berühren sich. Dadurch verhindern sie das Zurückfließen des Blutes.

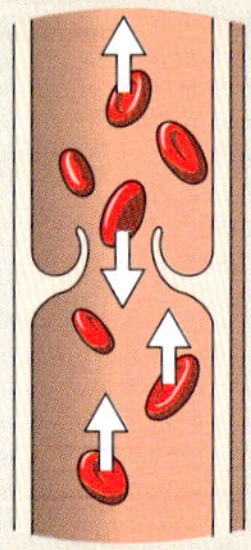

Erhöhter Venendruck (z. B. bei langem Stehen) erweitert die dünnwandigen Venen. Die Venenklappen schließen schlechter und werden undicht, und das Blut kann in den Sogpausen zurückfließen.

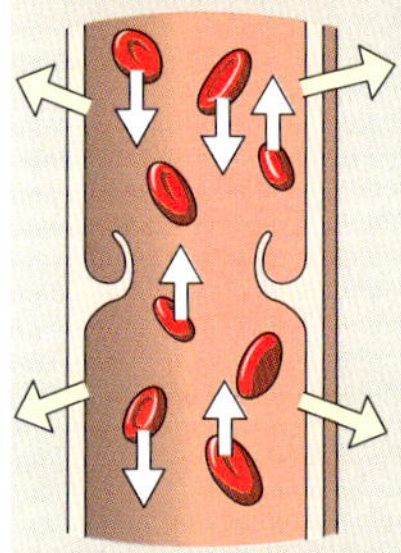

Durch den erhöhten Druck der Blutflüssigkeit auf die Venenwände erweitern sich die Venen noch mehr, die Venenklappen streben noch mehr auseinander und es versackt noch mehr Blut in ihnen. Die gedehnten Venenwände werden durchlässiger und es tritt mehr Flüssigkeit in den Zwischenzellraum über. Die Folge: Wasseransammlungen und Schwellungen (Ödeme), besonders im Bereich der Fußknöchel. Die Beine fühlen sich schwer an und brennen.

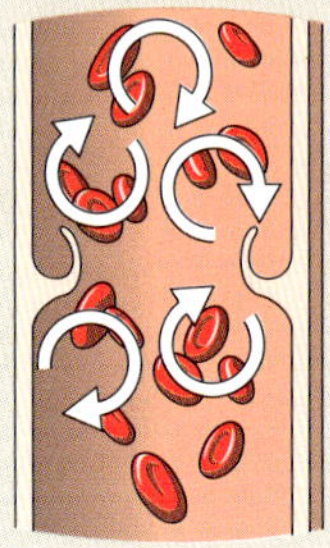

Funktionsschwache Venenklappen verursachen Wirbel im Blutstrom. Es kann ein Blutgerinnsel im Gefäßinneren entstehen, das sich an den Gefäßwänden ablagert. Die Gefahr der Thrombose nimmt zu.

Abb. 8
Wenn Venen ihre Festigkeit verlieren.

Gewebe. Bei eingeschränkter Entsorgung durch die Lymphgefäße bleiben sie teilweise dort liegen und schwemmen es auf.
Durch diesen Venenstau kommt es zu Wasseransammlungen oder Schwellungen, und man spricht von einem **Ödem**, was eine **Venenentzündung** auslösen kann, die zwar recht schmerzhaft, aber nicht lebendsbedrohlich ist. Das chronisch gestaute Gewebe leidet ständig unter einem Versorgungs- und Ernährungsmangel. Dadurch kann es zu einem **Ekzem** (Hautentzündung) kommen, das juckt, brennt und nässt, oder im schlimmsten Fall zum **offenen Bein**. Hier sind die Heilungschancen wegen der Stauung leider sehr gering.
Doch zurück zu den Krampfadern, einem Übel unserer Zeit. Krampfadern sind erweiterte Venen des oberflächlichen Venensystems. Sie sind meist ein Zeichen dafür, dass tiefer liegende Venen überlastet sind. Je mehr und je länger eine Vene überdehnt ist, desto schwächer wird ihre Wandspannung und aus dem ehemals gestreckten Verlauf der Vene wird eine Schlängelung. Daher rührt auch der Name »Krummader«.
Wenn man etwa 15 Minuten fast unbeweglich auf dem gleichen Fleck steht, können bis zu 20 Prozent der zirkulierenden Gesamtblutmenge in den Beinvenen versacken. Bei einer Gesamtblutmenge von 5 Litern ist dies immerhin 1 Liter Blut, das in den Beinen »stillliegt« und das dem zirkulierenden Kreislauf fehlt. Dadurch kann leicht eine Blutleere im Gehirn entstehen und es kann gar zum Kreislaufzusammenbruch bzw. Kollaps kommen.
Die gefährliche Folge einer venösen Durchblutungsstörung ist schließlich eine **Beinvenen-Thrombose**. Dabei bildet sich aus geronnenem Blut ein Blutpfropf, der die Vene teilweise oder ganz verschließen kann. Im schlimmsten Fall kann sich dieser Blutpfropf **(Thrombus)** von der Venenwand los-

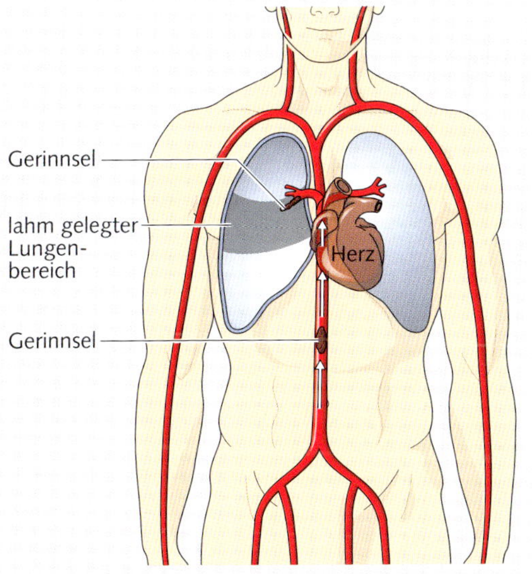

Abb. 9
Die schwerste Art der Thrombose: Lungenembolie. Löst sich ein Thrombus von der Venenwand, wird er mit dem Blutstrom durch den Körper geschwemmt, bis er in aller Regel in einem Lungengefäß hängen bleibt und dort einen Teil des Lungenflügels lahm legt. Lebensgefahr!

reißen, mit dem Blutstrom ins Herz geschwemmt und danach mit dem Venenblut in die große Lungenarterie gepumpt werden. In deren Verzweigungen bleibt der Thrombus (losgelöst wird er **Embolus** genannt) stecken und verschließt je nach Größe und Länge einen kleinen oder großen Arterienast. Diesen Vorgang nennt man **Lungenembolie** und es besteht Lebensgefahr (Abb. 9). Allein in Deutschland kosten Lungenembolien jährlich ca. 35.000 Menschen das Leben. Hinzu kommt noch eine Dunkelziffer. Ursache ist in 90 Prozent der Fälle eine tiefe Bein- oder Beckenthrombose.

Übrigens hinterlässt jede Thrombose Narben in den Venenwänden. Dadurch verziehen sich diese und die Venenklappen können nicht mehr richtig schließen. Infolge des daraus entstehenden Venenstaus tritt Gewebewasser aus und es kommt zum »postthrombotischen Syndrom«, an dem immerhin 2 Millionen Menschen bei uns leiden. Hier kann mit keiner Operationsmethode geholfen werden, denn Venenklappen sind nicht ersetzbar.

In den letzten Jahren konnte man bedenklich oft lesen, dass es besonders nach langen Flugreisen – ja bereits bei Flügen, die lediglich drei Stunden dauerten – bei vielen Menschen zu einer Venenentzündung oder sogar Thrombose kam. Das Risiko ist vor allem bei jungen Frauen hoch, die rauchen und die Antibabypille einnehmen. Laut der Zeitschrift *Freundin* vom 16. Juni 2001 besagt eine Studie, dass jährlich tausende Passagiere weltweit daran sterben. Die Ursache ist unter anderem das Abknicken der Kniekehlenvene bei extrem eingeengter Sitzhaltung. Gerade in Flugzeugen ist die Beinfreiheit äußerst knapp, und Beinbewegungen sind kaum möglich. Der Blutfluss in den Venen wird bedenklich langsamer, so dass das Blut dicker und zähflüssiger wird und zur Gerinnung neigt. Man sollte deshalb während eines Fluges ab und zu aufstehen und durch das Flugzeug gehen; außerdem sollte man immer wieder die Füße im Sitzen bewegen.

Auch auf ausreichende Flüssigkeitszufuhr vor und während der Reise ist zu achten, da dadurch das Blut flüssiger gehalten wird. Am besten sind Wasser und Zitronensaft (jüngste Erkenntnisse besagen, dass das Polyphenol ungespritzter Zitronen die Blutzirkulation in den Adern fördert); Alkohol und Kaffee hingegen sind zu meiden. Außerdem sollte man während des Flugs auf eine leichte Kost achten, die den Organismus nicht belastet.

Wer schon vor dem Flug Venenprobleme hat, ist gut beraten, wenn er Kompressionsstrümpfe trägt, die einen gesunden Druck auf die Venen ausüben.

Risikofaktoren für Venenschwäche

Da es bei wirklich ernsthaften venösen Erkrankungen keine Heilung gibt, sondern nur eine Linderung der Beschwerden, liegt es in Ihrer Hand, es gar nicht erst zu derartigen Problemen kommen zu lassen. Beeinflussen lassen sich die Lebensweise, die Körperhaltung sowie die Ernährung und das Körpergewicht. Aber auch bei unbeeinflussbaren Faktoren lässt sich eine eventuell im Entstehen begriffene Venenschwäche mit entsprechenden Maßnahmen (Gymnastik) minimieren oder lindern.

Beeinflussbare Faktoren

- Bewegungsarmut
- Langes Stehen
- Langes Sitzen
- Harte Sitzkanten
- Übereinandergeschlagene Beine beim Sitzen
- Tragen schwerer Gegegenstände
- Starke Wärmeeinwirkungen, Hitze
- Rauchen
- Antibabypille
- Enge Schuhe und hohe Absätze
- Enge Kleidung, abschnürende (Knie-) Strümpfe
- Kraftsport, insbesondere in Verbindung mit der Bauchmuskelpresse
- Übergewicht

Unbeeinflussbare Faktoren

- Genetische Veranlagung
- Schwaches Bindegewebe
- Schwangerschaft

Das Leben auf Gesundheit einstellen

Einmal mehr sei Sebastian Kneipp zitiert: »Will man die Krampfadern an den Füßen heilen, so erzielt man nur dann einen guten Erfolg, wenn man auf den **ganzen Körper** einwirkt, damit eine geregelte Zirkulation des Blutes sich wieder einstellt. Nur durch Anwendungen auf die Füße die Krampfadern zu kurieren ist unmöglich, da kann weder das Wasser noch ein anderes Mittel helfen.« Und: »Wie der Mensch durch seine Lebensweise Störungen seiner Gesundheit erleidet, so kann er auch nur durch eine Änderung seiner Lebensweise richtig gesunden.«
Bewegen Sie sich viel. Wenn Sie in Ihrem Beruf viel sitzen oder stehen müssen, nutzen Sie jede Gelegenheit, immer wieder einmal hin und her zu gehen. Suchen Sie sich in Ihrer Freizeit eine geeignete Sportart aus (siehe S. 38/39), die die Venen nicht belastet, sondern unterstützt. Stellen Sie Ihre gesamte Lebensweise auf Ihre Gesundheit ein. Dazu gehört natürlich auch eine gesunde Ernährung und die Aufnahme von viel Flüssigkeit. Alkohol sowie Nikotin sollten Sie meiden und auch Kaffee oder Colagetränke nur in Maßen zu sich nehmen.
Gewöhnen Sie sich eine rückenfreundliche Haltung im Alltag an. Viele »Sitzberufler« und besonders diejenigen, die fast ausschließlich am PC arbeiten, neigen dazu, stundenlang hoch konzentriert mit gekrümmtem Rücken am Schreibtisch zu sitzen. Achten Sie unbedingt auf ein bewegtes, dynamisches Sitzen mit gerader Wirbelsäule. Legen Sie immer wieder ein luftgepolstertes Ballkissen auf die Sitzfläche, das Sie automatisch zum dynamischen Sitzen anregt. Und wenn Sie viel stehen müssen, stellen Sie sich immer wieder ein paar Minuten auf dieses Ballkissen.
Tragen Sie auch keine Schuhe mit Plateausohlen, denn in solchem Schuhwerk kann der Fuß nicht abrollen. Ein gutes Fußbett, vielleicht sogar mit Noppen, wirkt sich auch positiv auf die Venen und den ganzen Körper aus.
Im Urlaub sollten Sie darauf achten, die Beine nicht in die pralle Sonne zu legen. Ideal dagegen ist Wassertreten am Strand, das Spazieren durch knöcheltiefes kaltes Wasser.

Je mehr Sie im Alltag sich darauf einstellen, Risikofaktoren für die Venen zu vermeiden und Ihre gesamte Lebensweise auf »Gesundheit« einstellen, umso schneller werden Sie einen Erfolg erzielen oder sich vorbeugend vor Beschwerden schützen. Die Lebensqualität wird dadurch erheblich angehoben.

Venenpflege

So bleiben Ihre Venen gesund!

Bewegung

Bewegung fördert den Blutrückfluss am meisten. Günstig sind Spaziergänge, Radfahren, Schwimmen (meiden Sie jedoch Unterwasserdüsen in Schwimmbädern), Walken (siehe S. 34) und natürlich zwischendurch immer wieder einmal Fußgymnastik. Ungünstig sind Sportarten, bei denen der Fuß hart aufgesetzt wird, z. B. Joggen auf hartem Boden, Tennis oder Fußball.
Wenn Sie viel sitzen müssen (zum Beispiel beruflich bedingt), stehen Sie häufig zwischendurch auf und gehen Sie ein wenig herum. Müssen Sie viel stehen, versuchen Sie immer wieder einmal, sich zu setzen und die Füße hochzulagern. Gut sind auch kleinere Übungen, die Sie des öfteren und von anderen ganz unbemerkt machen können (siehe S. 51 + 62).

Lassen Sie keine Gelegenheit aus, die Beine und Füße zu bewegen.

Beine hochlegen

Nutzen Sie jede Gelegenheit dazu, denn auf diese Art und Weise entlasten Sie Beine, Venen und die Gelenke der unteren Extremitäten. So kann das Blut besser zum Herzen zurückfließen.

Sitzhaltung

Schlagen Sie die Beine beim Sitzen nicht übereinander, denn dadurch werden die Venen in der Kniekehle und im Oberschenkelbereich abgedrückt. Die Beine sollten im rechten Winkel abgewinkelt sein; denken Sie daran, wenn Sie Ihre Füße mal wieder zu sehr nach hinten unter dem Stuhl abstellen! (Siehe auch Abb. 14–16, S. 28.)

Übergewicht abbauen

Zu viel Gewicht belastet die Venen zusätzlich. Treiben Sie Sport, halten Sie sich fit und ernähren Sie sich gesund.

Hitze meiden

Intensive Sonnenbäder, heißes Wasser oder heiße Wannenbäder bewirken eine Mehrdurchblutung und somit Weitung der Gefäße. Dadurch verlangsamt sich der Blutfluss und das Blut versackt in den Beinen.

Wärmeanwendungen fördern die Erschlaffung der Venen und wirken hemmend auf den Blutumlauf.

Kälteanwendungen

Kälte wirkt immer gefäßverengend, beschleunigt den Blutumlauf und aktiviert den Kreislauf. Wassertreten oder kalte Beingüsse (Abb. 10) stellen eine sehr wichtige und empfehlenswerte Anwendung bei Venenproblemen sowie deren Vorbeugung dar. Gesundheitspädagoge Herbert Schötz erklärt im Kurblatt Bad Dürrheim (10/1998): »...haben Untersuchungen gezeigt, dass ein zweimaliges Begießen der Beine mit kaltem Wasser die Venen so stabili-

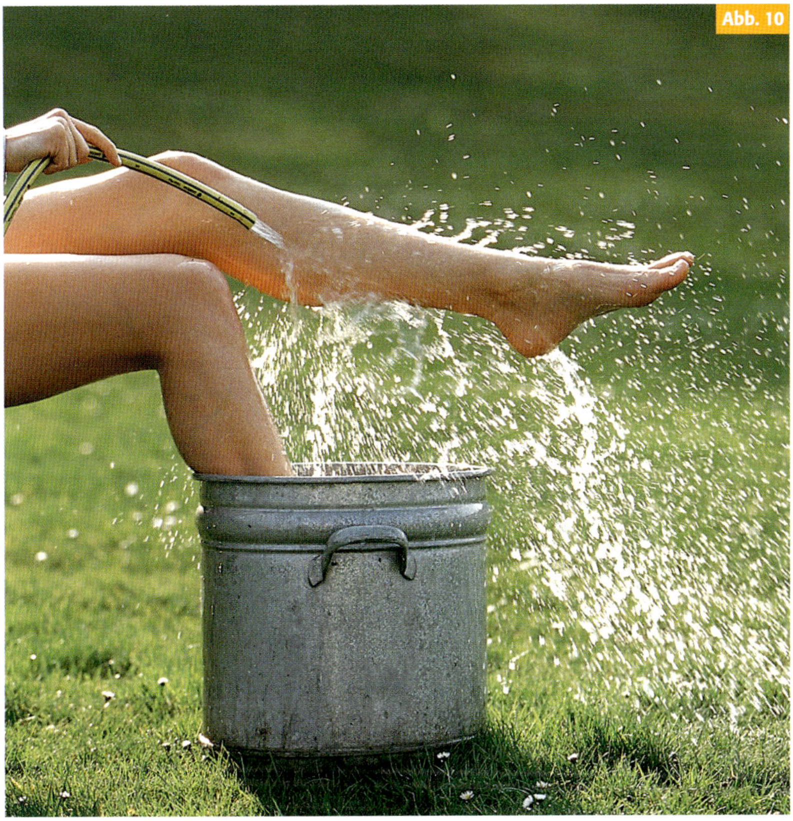

Kaltwasseranwendungen sind eine Wohltat für Beine und Venen.

siert, dass die Rückflussgeschwindigkeit des Venenblutes während des ganzen Tages um 40 Prozent beschleunigt ist.«

Ernährung

Auf eine ballaststoffreiche Ernährung ist zu achten, denn ein stark ausgedehnter und überfüllter Darm kann auf die großen Venen im Unterleib drücken, wodurch ein Blutrückstau erzeugt wird.

Flüssigkeitszufuhr und Gewohnheiten

Trinken Sie viel, denn dadurch kann das Blut dünnflüssig gehalten werden. Reduzieren Sie den Kaffeegenuss und meiden Sie Alkohol sowie Nikotin.

Bequeme Kleidung

Die Kleidung darf nicht einengen und besonders im Beinbereich nicht einschnüren. Vor allem bei Socken und (Knie-)Strümpfen sollte darauf geachtet werden.

Flache Schuhe

Hohe Absätze führen immer zu einem Verkümmern der so wichtigen Wadenmuskulatur. Auch die Sprunggelenkpumpe fällt dabei aus. Nur wenn der

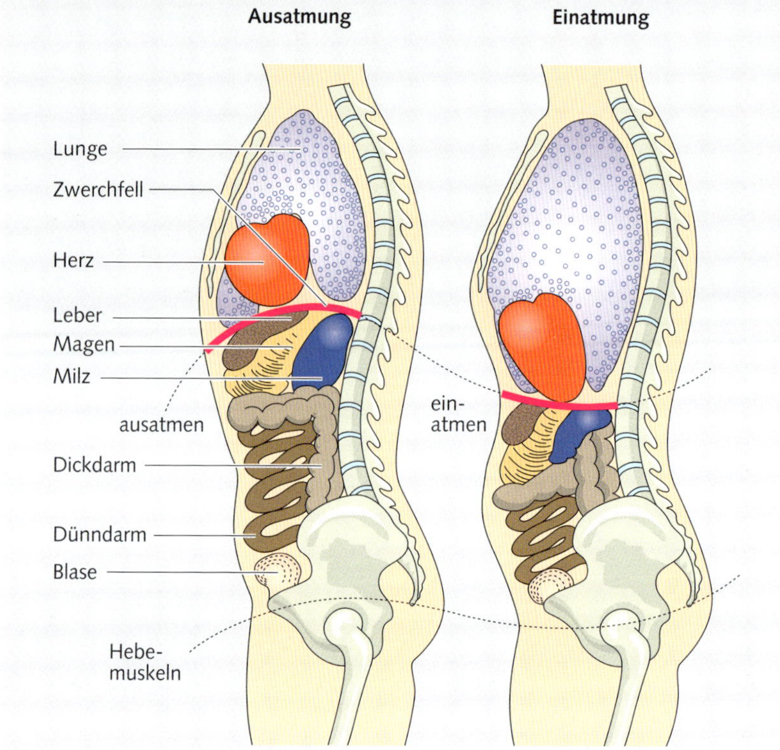

Abb. 11

Die tiefe Atmung ist für den venösen Rückstrom sehr wichtig. Hier ist die Wellenbewegung des Zwerchfells bei der Atmung dargestellt, die sich in der Bewegung des Beckenbodens fortsetzt. Eine tiefe Ausatmung mit Beckenbodenspannung bewirkt einen kräftigen Sog auf das Beinvenenblut.

Fuß gut abrollen kann, pressen die Fußmuskeln die Venen zusammen und regen den venösen Blutrückstrom an. Die Schuhe sollten außerdem dem Fuß viel Bewegungsfreiheit lassen und ihre Sohle sollte nicht zu hart sein.
Ideal ist es, so oft wie möglich auf einengendes Schuhwerk zu verzichten und **barfuß** zu gehen, am besten über Sand, Wiesen, Steinchen oder Kies. Aber auch zu Hause sollten Sie so oft wie möglich die Schuhe ausziehen und entweder barfuß oder auf Socken umhergehen. Rollen Sie dabei den Fuß gut ab und spüren Sie, wie jeder Schritt zum Fußtraining wird und die Muskeln trainiert. Selbst für die Bandscheiben und Wirbelsäule stellt ein gelöstes Gehen ohne harte Schuhe eine willkommene Durchsaftung des Gewebes sowie Kräftigung der Venenwände und der Muskeln dar. Nicht vergessen sollte

man, dass dabei auch die Fußreflexzonen angeregt und somit die inneren Organe günstig beeinflusst werden.
Sehr empfehlenswert ist es außerdem, in der wärmeren Jahreszeit morgens durch taufeuchtes Gras oder im Winter ein Weilchen durch Schnee zu stapfen. Davor sollten die Füße allerdings warm sein.
Siehe hierzu auch das Thema »Barfußpfade« auf Seite 35 und das Übungsprogramm 3 auf Seite 62 ff.

Treppensteigen

Das ist ebenfalls ideal für die Venen. Drücken Sie dabei abwechselnd den rechten und linken Fuß gut ab. Benutzen Sie auch außerhalb Ihres Wohnhauses oder Büros lieber die Treppen als Aufzüge oder Rolltreppen.

Tiefe Atmung

Die tiefe Zwerchfellatmung bewirkt abwechselnd im Bauch- und Brustraum einen Sog, der den venösen Rückstrom erheblich unterstützt. Jedoch kommt die Tiefenatmung bei vielen Menschen meistens zu kurz. Üben Sie diese wieder bewusst und schieben Sie immer wieder Atemübungen in Ihren Alltag ein (siehe auch Abb. 11).

Modische Stützstrümpfe

Bei den ersten Anzeichen schwerer Beine sollte, wenn man lang stehen muss, zeitweise auch einmal zu Stützstrümpfen gegriffen werden. Sie üben von außen einen gesunden Druck auf die Venen aus, entlasten diese und beugen »dicken« Beinen vor.
Bei leichter Venenschwäche sollten sie auch während Langstreckenflügen oder langen Auto-, Bahn- oder Busreisen getragen werden.

Patienten, die auf Grund ärztlicher Empfehlung im Alltag Stützstrümpfe tragen müssen, sollten dies auch während der Übungsprogramme tun.

Fußbäder und Fußcreme

Ein Fußbad mit Latschenkiefer, Fichtennadel oder anderen Kräutern wirkt erfrischend. Danach kann man eine Fuß- und Beincreme mit natürlichen Wirkstoffen auftragen bzw. einmassieren (immer in Richtung Herz). Kühlende Gels oder Lotionen mit Menthol, Ginkgo oder Algen wirken entstauend und belebend.

Pflanzenwirkstoffe

Vor allem Extrakte und Balsame aus Rosskastanie und rotem Weinlaub haben sich zur Stärkung des Bindegewebes und der Venenwände (Erhöhung ihrer Spannkraft) sowie zur Verringerung der Durchlässigkeit der Venenwände bewährt. Diese Zusätze sind auch in Venenpharmaka enthalten. Aber auch Arnika ist sehr wirksam und hilft gegen Prellungen, Stauchungen und Entzündungen. Pfarrer Kneipp bezeichnete diese Pflanze als »wertvoller als Gold«. Sie wurde übrigens zur Arzneipflanze des Jahres 2001 gewählt. Arnika-Mittel gibt es gegen müde Beine und schwache Venen.

Bedenkliches Arzneimittel

Die Antibabypille bewirkt eine Gewebeauflockerung und Venenerweiterung. Dies ist bei der Einnahme zu bedenken. Auf alle Fälle sollten in diesem Fall vorbeugende Maßnahmen getroffen werden in Form von viel Bewegung und gezielter Gymnastik.

Was Ihren Beinen gut tut

Die richtige Haltung beim Stehen, Gehen und Sitzen

Die Venen werden im Alltag umso besser entlastet, je mehr Sie auf eine gute Haltung achten. Dies gilt für das Stehen, Gehen und Bewegen genauso wie für das Sitzen.
Kontrollieren Sie immer wieder Ihre aufrechte Haltung. Beim Stehen bilden die Füße das Fundament unseres Körpers. Sie tragen die gesamte Körperlast, dienen beim Gehen auch als Stoßdämpfer und sind unser Antriebsorgan sowie unsere Stütze.
Langes Stehen belastet die Füße, das Fußgewölbe sowie die Venen sehr. Schon ein häufiger Wechsel der Körperhaltungen, egal ob im Sitzen oder im Stehen, wirkt sich günstig auf sie aus. Vermeiden Sie beim Stehen, Gehen und Sitzen einen runden Rücken. Lassen Sie die Schultern nicht hängen, ziehen Sie sie aber auch nicht extrem zurück. Die Schulter- und Hüftgelenke sollten auf einer Linie sein, beim Stehen außerdem die Knie- und Fußgelenke. Ziehen Sie auch den Kopf nicht ein, andererseits sollten Sie aber das Kinn nicht zu hoch halten; stellen Sie sich vor, dass ein goldener Faden aus der Mitte des Schädeldaches herauswächst, der Ihren Kopf sanft nach oben zieht. Die Schultern sind locker und gelöst, auch die Knie sind nicht überstreckt. Beim Sitzen sollten Sie außerdem unbedingt darauf achten, dass die Knie etwa hüftbreit locker auseinander stehen und die Beine keinesfalls übereinander geschlagen werden, denn dies würde den Venenstrom stark behindern. Legen Sie die Beine lieber zwischendurch hoch, zum Beispiel auf einen anderen Stuhl oder auf die Schreibtischplatte, wenn es die Situation erlaubt.

Haltungsübungen

Im Stehen

1. Haltungsübung (ohne Abb.)

▶ Stellen Sie sich aufrecht auf den Boden und nehmen Sie den Kontakt Ihrer Füße zum Boden wahr. Welche Empfindungen werden Ihnen bewusst: Fühlen Sie die Beschaffenheit des Bodens, spüren Sie die Kälte oder die Wärme? An welchen Stellen stehen Ihre Füße auf: Wird eher der Vorderfuß oder die Ferse, die Innen- oder die Außenkante belastet? Wie steht Ihr Körper über Ihren Füßen: Neigt er sich zu einer Seite oder ist das Hohlkreuz zu sehr ausgeprägt?

▶ Nun probieren Sie das »korrekte« Stehen aus. Das Gewicht lastet in der Mitte der Füße, eher ein bisschen zu den Fersen hin. Außerdem stellen der Großzeh- und der Kleinzehballen Stützpunkte dar, etwa im Verhältnis 2:1.

▶ Beim Gehen achten Sie unbedingt darauf, dass der Fuß von der Ferse über die Außenkante zum Großzehballen abgerollt wird.

2. Haltungsübung

▶ Gehen Sie auf die oben beschriebene Art umher. Achten Sie auf ein weiches Abrollen der Füße. Der Gang sollte gelöst, nicht etwa starr und steif sein (Abb. 12).

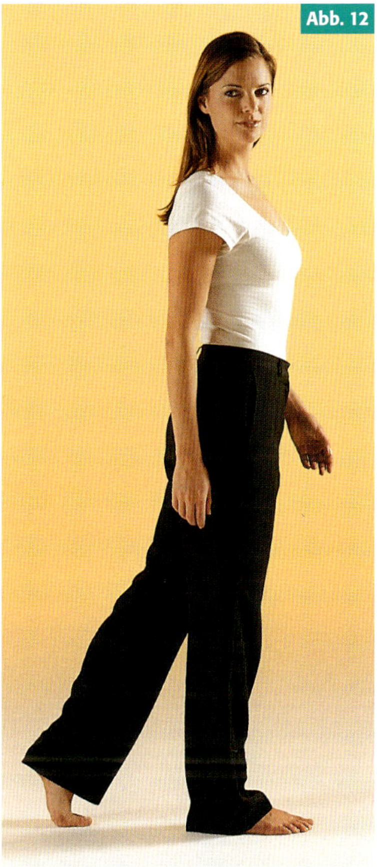

Abb. 12

3. Haltungsübung

▶ Stellen Sie sich noch einmal aufrecht hin. Die Füße sollten schulterbreit auseinander stehen und die Fußspitzen nach vorn zeigen (Abb. 13). Nun recken Sie den Scheitel des Kopfes oder den Hinterkopf nach oben, als ob Sie mit dem Scheitel die Decke erreichen wollten. Spüren Sie, wie dabei die gesamte Wirbelsäule gestreckt wird.

▶ Achten Sie darauf, dass die Schultern nicht hochgezogen, sondern eher ein wenig nach hinten genommen werden.

▶ Und wie sieht es mit den Bauch- und Gesäßmuskeln aus? Sie sollten leicht angespannt sein, so dass kein ausgeprägtes Hohlkreuz entsteht.

▶ Die Knie dürfen nicht überstreckt, sondern sollten eher ein wenig gebeugt sein.

▶ In dieser Haltung ruhen alle Ihre Körperklötzchen übereinander. Keines sollte vermehrt nach vorn oder hinten oder zu einer Seite rutschen; dann stehen Sie nämlich nicht im Lot.

Nur ein lotgerechtes Stehen bewahrt vor frühen Gelenkabnutzungen und lässt ein freies Fließen des Blutes zu.

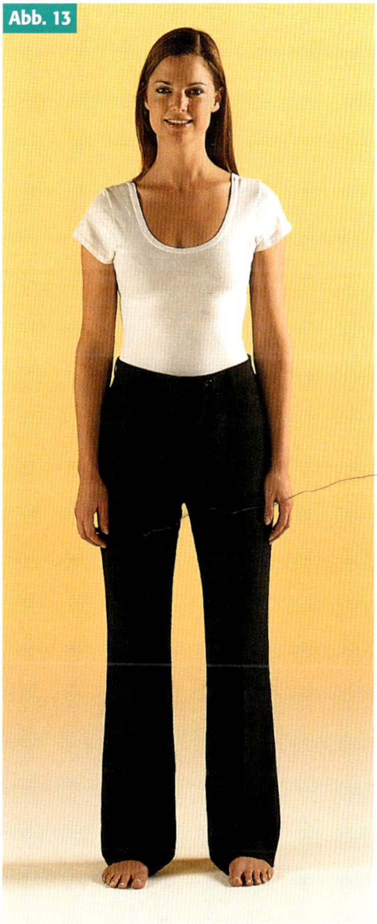

Abb. 13

Im Sitzen

4. Haltungsübung

▶ Setzen Sie sich aufrecht auf einen Stuhl und achten Sie auf eine lotgerechte Haltung wie vorher beim Stehen (Abb. 14). Beim Sitzen können Sie sogar hin und wieder einen Fußschemel benutzen, der meistens entlastend wirkt. Wichtig ist, dass die Vorderkante des Stuhls abgerundet ist und die Sitzhöhe stimmt. Die Kniekehlen sollten nämlich nicht abgeknickt sein (also nicht Unterschenkel nach hinten unter die Sitzfläche des Stuhls stellen). Zwischen Unter- und Oberschenkel sollte ein rechter Winkel bestehen, wobei die Knie hüftbreit auseinander stehen und sich die Fußgelenke unter den Kniegelenken befinden sollten. Das Becken darf beim Sitzen sogar etwas höher sein als die Knie. Dies wird dadurch erreicht, dass man ein Keil- oder Ballkissen unter das Gesäß schiebt.

Achtung:

- **Sehr schädlich sind beim Sitzen übereinander geschlagene Beine, weil der Blutfluss dann erheblich behindert wird (Abb. 15).**
- **Ungünstig wirken sich außerdem unter den Stuhl gezogene Unterschenkel aus, da dadurch der Blutstrom im Kniekehlenbereich leicht unterbrochen wird (Abb. 16).**

Abb. 14

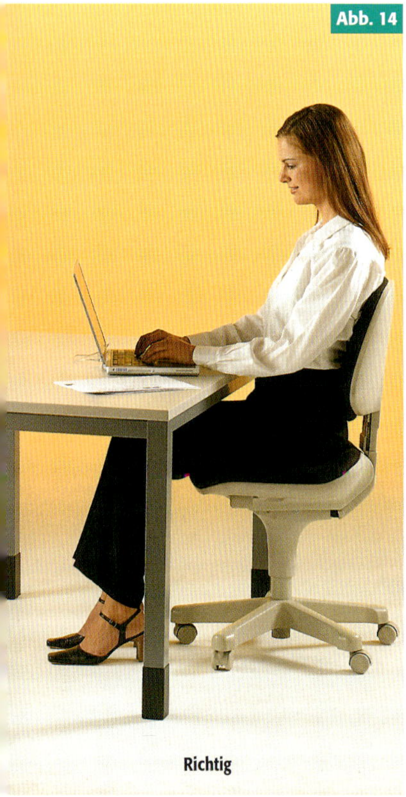

Richtig

Abb. 15

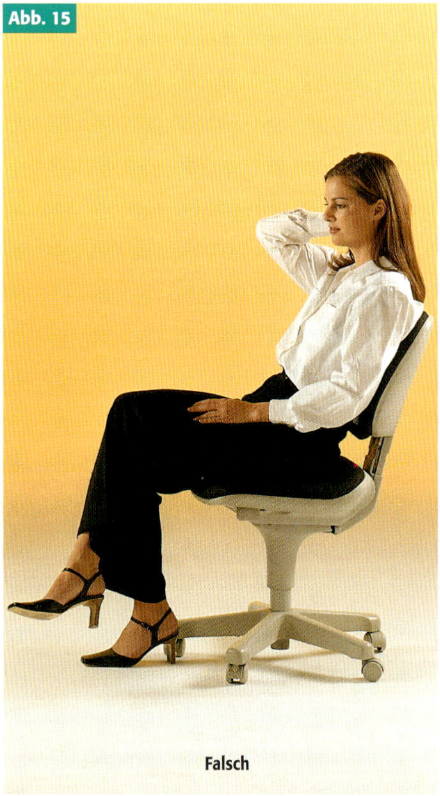

Falsch

Abb. 16

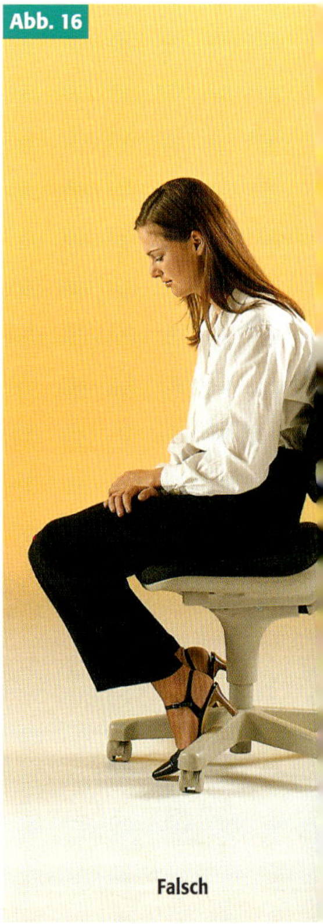

Falsch

Atemgymnastik

Wie bereits auf Seite 25 beschrieben, ist eine tiefe, gleichmäßige Atmung nicht nur für die Lunge und den Sauerstoffgehalt im Blut wichtig, sondern auch für die Venen (siehe auch Abb. 11).
Prof. Dr. med. Linus Geisler betont in dem Buch »Erkrankungen der Arterien und Venen«: »Gerade im Bereich der Venentherapie wird die richtige Atmung immer noch zu selten in die Behandlung miteinbezogen.«
Spezielle Atemübungen unterstützen die Arbeit der Venen und den Rückstrom des Blutes. Gleichzeitig werden die einzelnen Körperzellen besser ernährt und effektiver von Abfallstoffen befreit.
Schieben Sie deshalb folgende Atemübungen immer wieder zwischen Ihre Alltagsbeschäftigung und einzelne Venenübungen ein und wiederholen Sie jede Übung 4-6-mal.

1. Atemübung

Sie können diese Übung im Sitzen oder im Liegen machen:

- Legen Sie beide Hände auf den Bauch und atmen Sie zu Ihren Händen hin langsam durch die Nase ein (Abb. 17).
- Spüren Sie, wie sich der Bauch etwas weitet; dann die Luft sanft durch die leicht geöffneten Lippen ausströmen lassen und spüren, wie der Bauch wieder flacher wird (Abb. 18).

Abb. 17

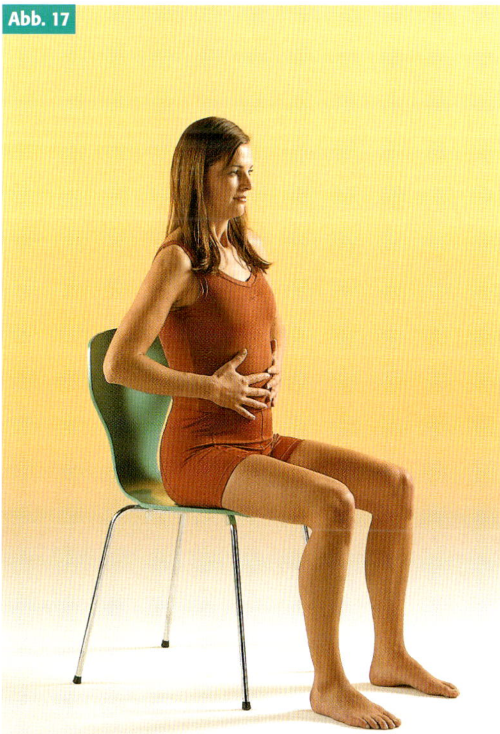

Einatmen

Abb. 18

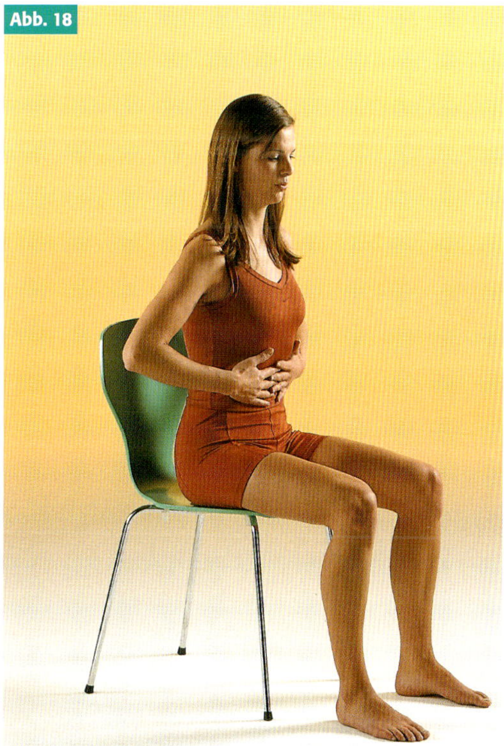

Ausatmen

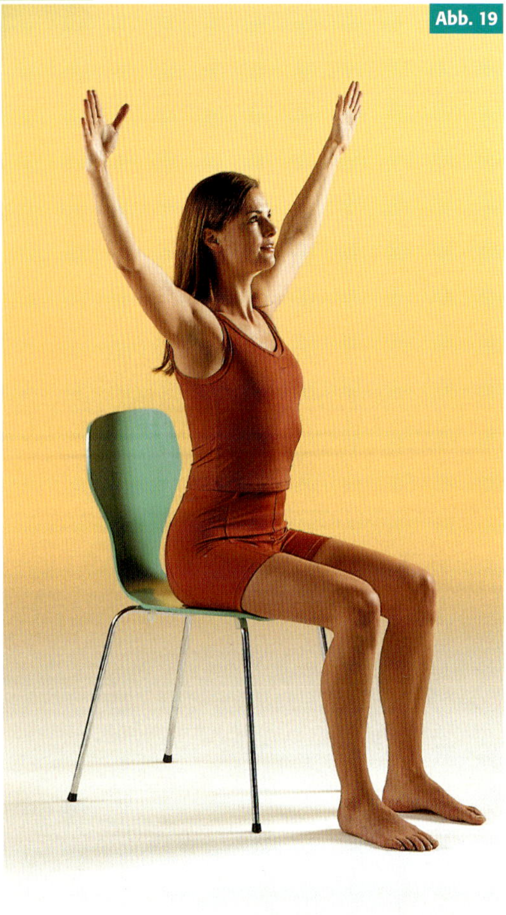

Abb. 19

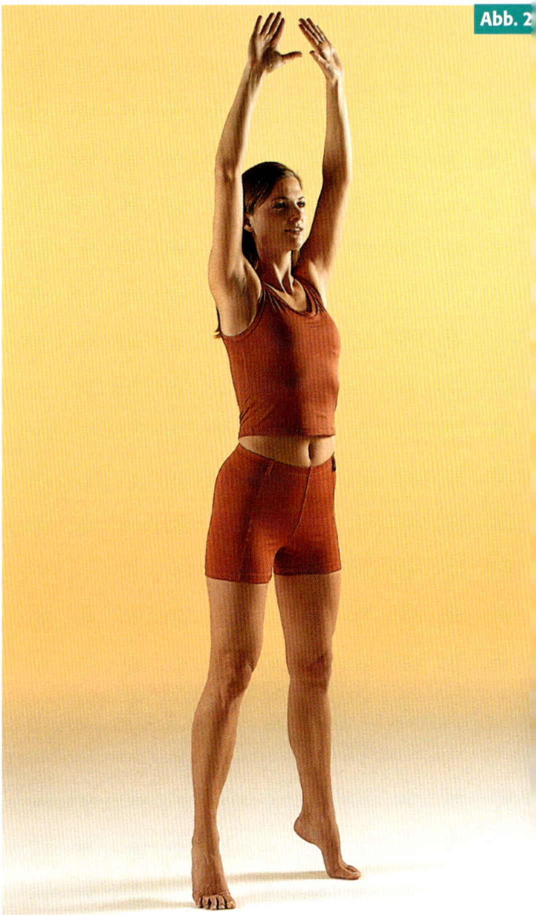

Abb. 20

2. Atemübung

▶ Setzen Sie sich auf das vordere Drittel eines Stuhls. Dann die Arme seitlich im Halbkreis anheben, bis sie diagonal nach oben zeigen, dabei einatmen (Abb. 19).

▶ Danach die Arme auf dem gleichen Weg zurückführen und dabei ausatmen.

▶ Am Schluss der Ausatmung die Hände über dem Bauch verschränken.

Achtung: Der Rücken bleibt während der Atemübung immer gerade.

3. Atemübung

▶ Aus dem Stand heraus heben Sie sich einatmend auf die Zehenspitzen und führen gleichzeitig die Arme seitlich im Halbkreis nach oben (Abb. 20).

▶ Danach langsam die Fersen sowie die Arme senken und dabei den Atem vollständig ausströmen lassen.

▶ Am Schluss der Ausatmung beugen Sie noch ein wenig die Knie.

Bei dieser Atemübung wird gleichzeitig die Wadenpumpe aktiviert.

Abb. 21

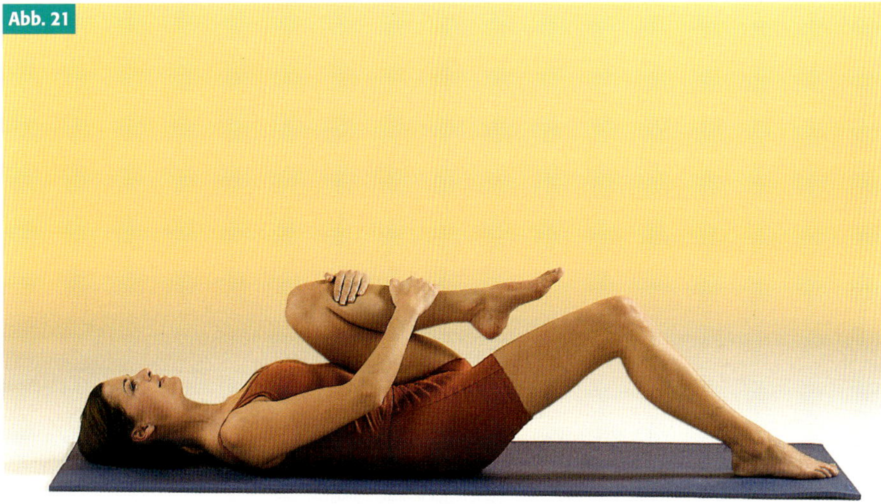

4. Atemübung

▶ Legen Sie sich auf den Boden stellen Sie die Beine auf.

▶ Strecken Sie nun zuerst die Arme weit zurück und lassen Sie den Atmen durch die Nase einströmen.

▶ Danach die Arme nach vorn nehmen und mit beiden Händen ein Knie zum Bauch heranziehen. Unterstützen Sie diese Bewegung durch ein langes Ausatmen (Abb. 21).

▶ Bei der nächsten Ausatmung das andere Knie an den Körper heranziehen.

Diese Übung kommt aus dem Yoga. Sie unterstützt die Darmtätigkeit und macht Hüft-, Knie- und Fußgelenke geschmeidig – günstige Voraussetzungen für gesunde Venen.

Beckenbodengymnastik

Der Beckenboden ist ein verborgener Muskel, der für alle inneren Organe eine stützende und tragende Funktion ausübt, das Becken bzw. die Lendenwirbelsäule stabilisiert und zudem am Atemvorgang beteiligt ist. Mit Beckenbodenübungen lässt sich der venöse Blutstrom aus den Beinen in beträchtlichem Maße aktiv unterstützen.
Man spricht auch vom sog. Beckenbodenzwerchfell, weil der Beckenboden beim tiefen Atmen beteiligt ist und vor allem eine lange Ausatmung unterstützt. Beides zusammen – die lange Ausatmung und die bewusste Anspannung der Beckenbodenmuskeln – wirkt sich besonders vorteilhaft auf das Venenblut aus, weil dadurch ein kräftiger Sog entsteht, der das Blut aus den Beinvenen förmlich »emporsaugt«.

1. Übung

▶ Setzen Sie sich aufrecht auf einen Sitzball und legen Sie eine Hand vorn an das Schambein und die andere hinten an das Steißbein (Abb. 22). Stellen Sie sich vor, dass zwischen Ihren Händen und den beiden Sitzbeinknochen der Beckenboden liegt.

▶ Atmen Sie nun zur vorderen Hand bzw. zum Bauch und Beckenboden hin ein und spüren Sie das Weiterwerden, den größeren Raum in sich.

▶ Danach langsam die Luft durch den Mund ausströmen lassen und bewusst die Beckenbodenmuskeln zwischen Steißbein und Schambein sowie zwischen beiden Sitzbeinhöckern anspannen und in sich »hochsaugen«.

Das Ausatmen durch den Mund, z. B. auf »schsch...« oder »fff...« oder als ob man eine Kerze ausblasen würde, verstärkt die Sogwirkung auf die Venen.

Abb. 22

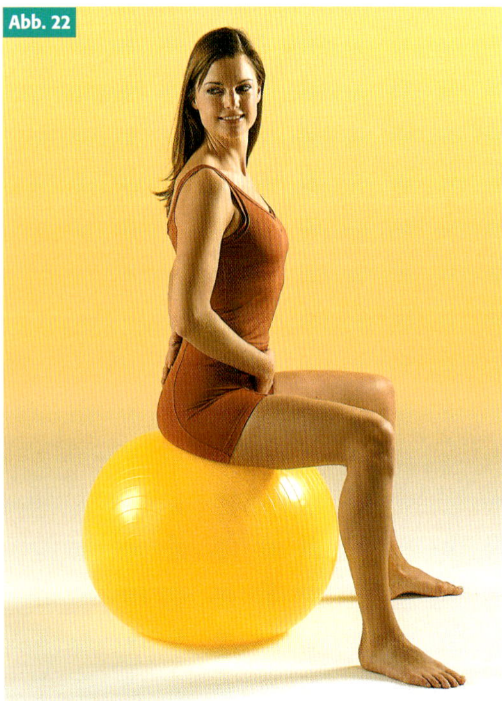

2. Übung

▶ Setzen Sie sich auf einen Sitzball und legen Sie die Finger einer Hand vorn, die der anderen hinten an den Ball. Dann rollen Sie zunächst mit dem Becken langsam vor und zurück und lassen den Atem dabei gelöst fließen (Abb. 23).

▶ Nach einer Weile bewegen Sie das Becken leicht nach vorn und rollen den Ball dabei ein wenig nach hinten. Geben Sie bei dieser Bewegung mit der hinteren Hand etwas Widerstand.

▶ Während dieser Bewegung lassen Sie den Atem langsam durch die Nase einströmen. Spüren Sie dabei den Atem bis zum Bauch und Beckenboden hinab und fühlen Sie, wie sich überall mehr Weite einstellt.

▶ Danach rollen Sie das Becken ein wenig nach hinten und den Ball nach vorn, wobei die vordere Hand etwas Widerstand bietet. Der Rücken rundet sich ein wenig, Sie atmen dabei langsam durch den Mund aus, spannen gleichzeitig die Beckenbodenmuskeln an und versuchen, sie in sich »hochzusaugen«.

▶ 3-4-mal wiederholen.

Abb. 23

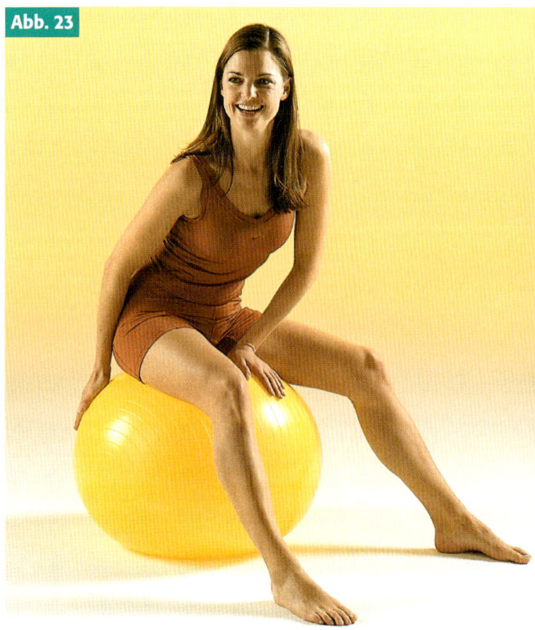

Abb. 24

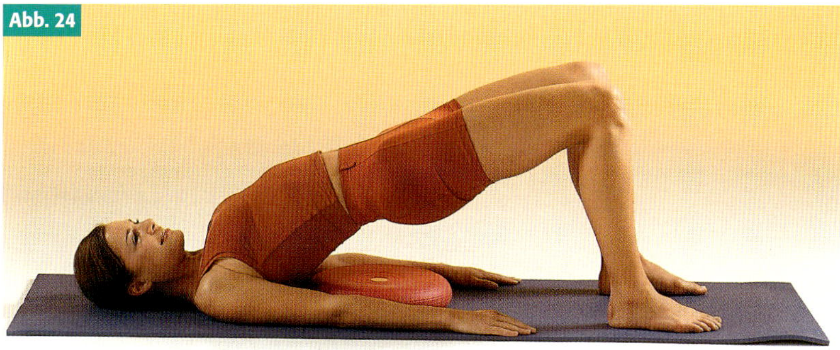

3. Übung

▶ Legen Sie sich auf den Rücken, stellen Sie beide Beine auf und legen Sie ein luftgepolstertes Ballkissen unter das Becken. Atmen Sie nun zum Bauch und Beckenboden hin ein und spüren Sie die leichte Dehnung in diesem Bereich.

▶ Danach ziehen Sie das Schambein in Richtung Rippen und stellen sich vor, das Steißbein nach oben zur Decke schieben zu wollen. Spannen Sie dabei die dazwischenliegenden Beckenbodenmuskeln an, etwa so, als ob Sie den Harnstrahl und den Stuhl zurückhalten wollten, und saugen Sie diese tief in sich hinein. Dabei lang durch den Mund ausatmen.

Variation: Ausgangsstellung wie oben: Diesmal jedoch beim Einatmen das Becken ganz anheben (Abb. 24) und beim Ausatmen wieder auf das Ballkissen ablegen.

4. Übung

Bei dieser Übung kann das Blut noch besser zurückfließen:

▶ Legen Sie sich vor eine Wand auf den Boden und strecken Sie die Beine an der Wand hoch. Unterstützen Sie das Becken mit einem Ballkissen; wenn Sie wollen, können Sie noch ein oder zwei kleine Kissen darauflegen (Abb. 25).

▶ Atmen Sie durch die Nase zum Bauch und Beckenboden hin ein, dann durch den Mund langsam und gelöst ausatmen und dabei die Beckenbodenmuskeln kräftig anspannen und nach innen ziehen.

Bei diesen Übungen wird der Fluss des Venenbluts aus den Beinen zum einen durch die tiefe Ausatmung, zum anderen durch den Sog des Beckenbodenhebemuskels ganz erheblich unterstützt.

Abb. 25

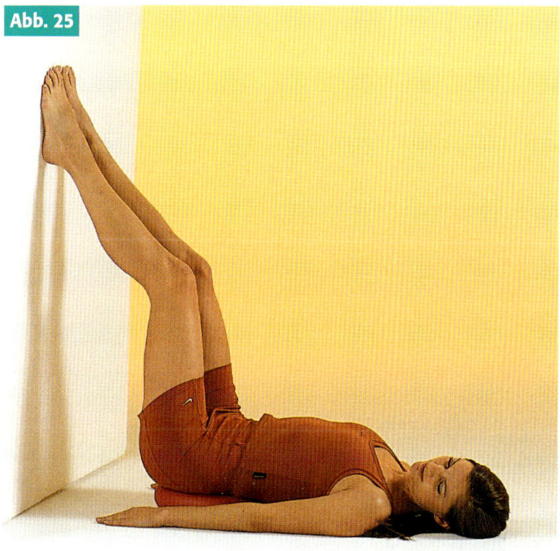

Venenwalking

Venenwalking ist eine spezielle Art des Gehens, die für Venenkranke entwickelt wurde. Man könnte dazu auch »schnelles, sportliches Gehen« sagen. Fachleute betonen, dass Walking anstrengender sei als Jogging, weil dabei bedeutend mehr Muskelarbeit zum Vorwärtskommen eingesetzt wird.
Beim Venenwalking werden die Beinmuskulatur einschließlich jedes einzelnen Fußmuskels wunderbar gekräftigt, die Muskelpumpenfunktion optimal angeregt und die Rückstromgeschwindigkeit des venösen Blutes erhöht. Während Jogging für die Gelenke und Knorpelschichten recht belastend sein kann, weil der Läufer bei jedem Schritt mit dem drei- bis vierfachen Körpergewicht auf dem Boden auftritt, ist diese äußerst empfehlenswerte Art zu gehen nicht nur gesund für die Venen, sondern es werden obendrein die Gelenke geschont und die Wirbelsäule entlastet.

Und so geht's

- Beim schnellen Gehen ist das Tempo immer noch moderat, denn Sie sollen ja nicht »laufen«.
- Bei jedem Schritt die Fußspitze erst nach oben ziehen und die Ferse bei leicht gebeugtem Knie aufsetzen.
- Den Fuß von der Ferse bis zu den Zehen – über die Fußsohlen-Außenkante – bewusst abrollen, bis Sie sich mit der Fußspitze am Boden bewusst abdrücken (Abb. 26); die Abroll- und Abdrückbewegung aktiviert die Muskelpumpe optimal.
- Die Fußspitze soll immer gerade, also in Gehrichtung aufgesetzt werden.
- Den Rücken während des Gehens gerade halten.

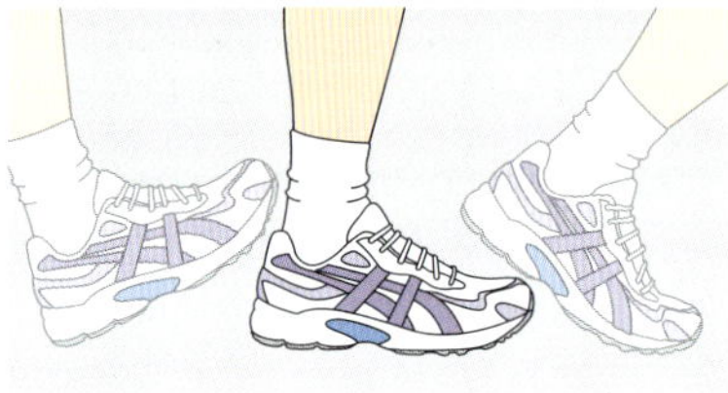

Abb. 26
Beim Gehen, aber vor allem beim Walking ist darauf zu achten, dass die Füße richtig abgerollt werden.

- Der Blick ist nach vorn gerichtet – schauen Sie in Richtung Horizont.
- Den Brustkorb leicht anheben.
- Die Arme leicht angewinkelt seitlich neben dem Körper mitschwingen lassen. Ihr Bewegungsumfang kann weit, nämlich von der Hüfte bis in Schulterhöhe sein.
- Die Hände werden beim Walken in lockerer Hohlfausthaltung gehalten. Achten Sie darauf, dass sie nicht krampfhaft zusammengeballt werden.
- Arme gegengleich mitschwingen: rechter Arm/linker Fuß und umgekehrt (Abb. 27).

Abb. 27

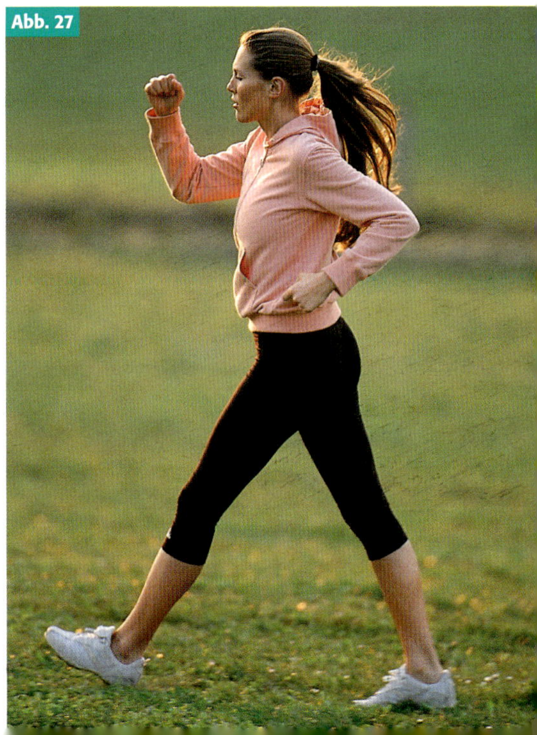

▶ **Ruhig ein- und ausatmen.** Der Rhythmus könnte folgendermaßen sein:

- 4 Schritte ein- und 4–6 Schritte ausatmen; oder
- 4–6 Schritte ein- und 6–8 Schritte ausatmen; oder
- 3 Schritte ein- und 6 Schritte ausatmen.

▶ Finden Sie Ihren individuellen Atemrhythmus heraus, aber Sie sollten möglichst länger aus- als einatmen. Außerdem ist es günstig, durch die Nase ein- und durch den Mund auszuatmen (blasen Sie die Luft aus).

▶ Beim Walken in den Armen und im Rücken nie verkrampfen, sondern immer locker bleiben.

Barfußpfade

Gehen Sie so oft wie möglich barfuß!

Man sagt, dass mit der Erfindung der Schuhsohle ein Keil zwischen Mensch und Natur getrieben worden sei. Die äußerst sensibel ausgebildeten Füße fühlen in den Schuhen nichts mehr vom Untergrund, über den sie gehen. Dadurch empfinden wir den natürlichen Boden auch nicht als angenehmer als den harten, fußschädlichen Asphalt. Sind Kinderfüße vielleicht noch in der Lage, den Boden unter ihren Füßen wirklich zu »spüren«, so verlernen die Füße Erwachsener bald, sich verschiedenen Untergründen sensibel anzupassen, sanft abzurollen und die Fußmuskeln fein einzusetzen. Vielleicht erinnern Sie sich: Als Kind machte Ihnen steiniger Untergrund kaum etwas aus (Abb. 28); doch wenn Sie als Erwachsener im Urlaub am Strand über kleinere oder auch größere Steine laufen müssen, dann sehnen Sie sich nach einer Fußbekleidung oder nach weichem Sand! Und so verkümmern schon früh wichtige kleine Fußmuskeln.
Aber selbst bei vielen Kindern werden heute bereits in früher Kindheit Senk-, Spreiz- oder Knickfüße festgestellt, weil sie in der Großstadt aufwachsen und kaum barfuß laufen. Schlechtes Schuhwerk tut das seine dazu, dass diese Schäden bestehen bleiben.

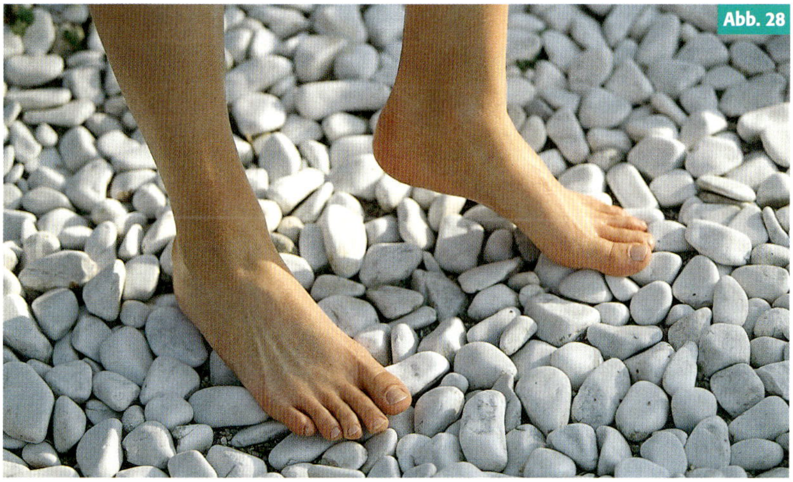
Abb. 28

Das Barfußlaufen hat eine kräftigende, sensibilisierende Wirkung auf die Füße und dadurch auch auf die Venen, ja sogar auf die Bandscheiben. Deshalb

Abb. 29

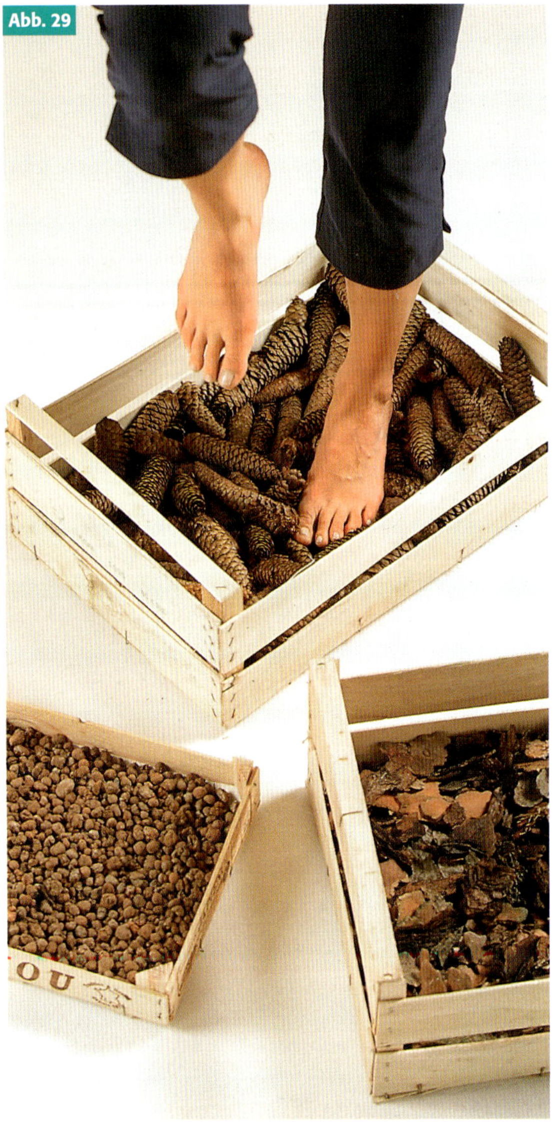

rate ich Ihnen, wie schon im 19. Jahrhundert Pfarrer Kneipp: Gehen Sie so oft wie möglich barfuß – zu Hause, aber auch und vor allem draußen.

Besonders günstig wirkt sich das Gehen über Naturböden aus. Vielleicht haben Sie sogar die Möglichkeit, im eigenen Garten einen kleinen Barfußpfad anzulegen. Ein Gartenvlies könnte als Unterlage dienen. Darauf legt man dann verschiedene natürliche Materialien, zum Beispiel Kieselsteinchen, Laub, Stroh, Gerstenkörner, Kastanien, Baumrinde, Moos, Reisig, Sand, Sägemehl, Blähton (aus der Hydrokultur), Kirschkerne oder Fichtenzapfen. Ihrer Phantasie sind bei der Gestaltung Ihres »privaten« Barfußpfades keine Grenzen gesetzt.

Eine andere Möglichkeit wäre auch, sich eine Holzkiste zu besorgen oder zu zimmern und kleine Steinchen hineinzuschütten, auf denen man stehen und die man mit den Zehen einige Minuten lang greifen und anheben kann. Oder man geht ganz einfach auf der Stelle darauf, beispielsweise beim Fernsehen, Telefonieren, Musikhören oder sogar beim Bügeln.

Noch besser ist diese Variante: Stellen Sie drei oder vier Kisten auf mit verschiedenen Inhalten und laufen Sie durch Ihre selbstgestaltete »Barfußlandschaft« (Abb. 29).

Eine sehr schöne Erfindung sind auch so genannte Barfußparks. Der größte und erste Park dieser Art befindet sich in Bad Sobernheim an der Nahe im Hunsrück. Der Pfad ist 3,5 Kilometer lang und man geht dort zunächst zum Eingewöhnen über Steine und weichen Rindenmulch, passiert dann hintereinander eine Lehmstrecke und Rundhölzer. Auch Gras-, Kies- und Sandstrecken sind vorhanden und natürlich geht es auch einmal durch das Flusswasser (Abb. 30).

Auch in Dornstetten im nördlichen Schwarzwald findet man einen sehr schönen Barfußpfad, der auf Anregung des örtlichen Sanatoriums für Venenerkrankungen entstanden ist.

bb. 30

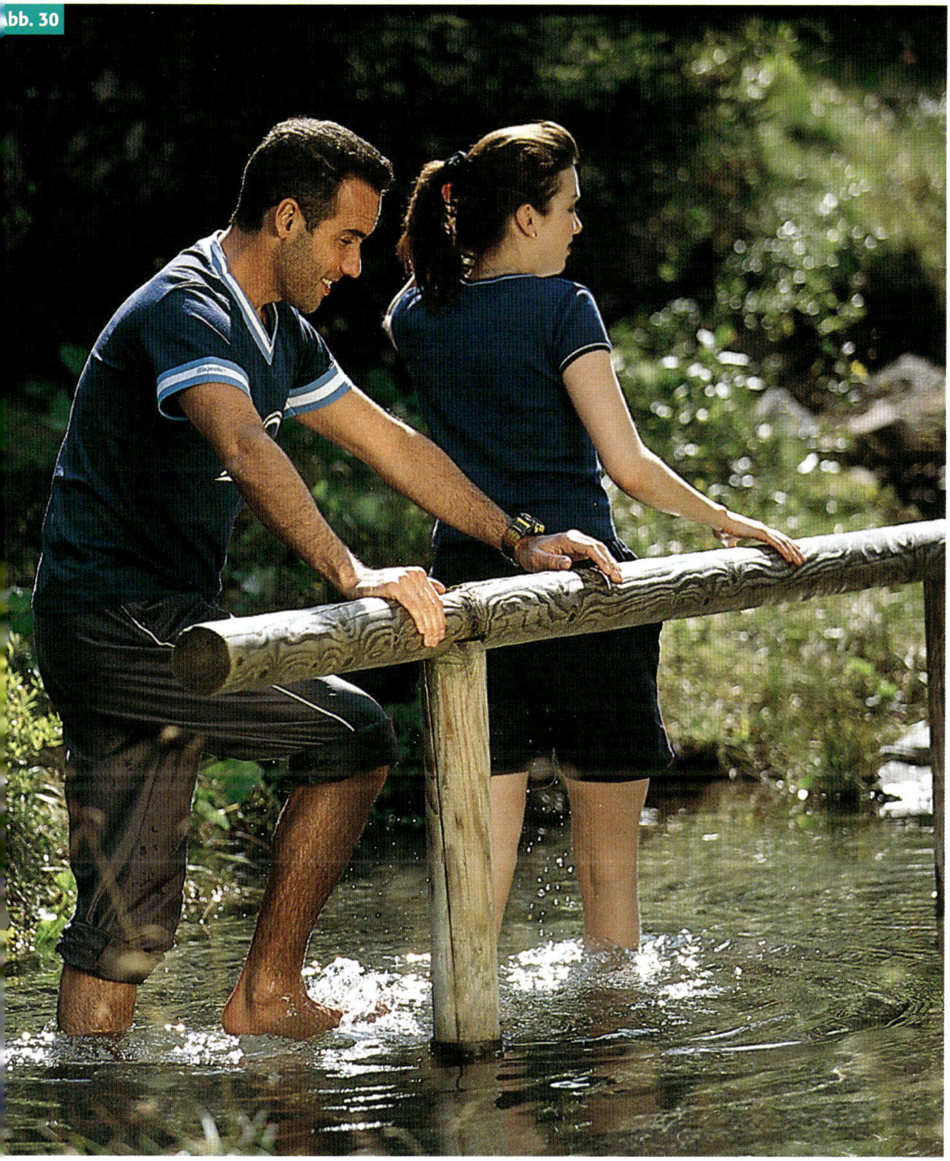

»Schuhe aus ... und durchs reinste Vergnügen« heißt es zum Beispiel im Prospekt von Dornstetten. Zu wünschen ist, dass in Zukunft noch an vielen Orten solche gesunden Pfade errichtet werden. Sie lassen sich leicht in Verbindung mit Kneipp-Anlagen anlegen.

Wunderbar für die Füße und Venen sind natürlich auch Spaziergänge im Sand am Meer oder an Flussbetten – nutzen Sie derartige Gelegenheiten für die Gesundheit Ihrer Beine!

Venengerechte Sportarten

Es gibt »venengerechte« Sportarten, die zu einer Besserung von Venenproblemen führen. Jedoch ist es auch wichtig, solche zu kennen, die ein Venenleiden verschlimmern können.
Sportarten, bei denen rhythmische Gelenkbewegungen, vor allem im Sprunggelenk, vorherrschen, ohne dass es zu hohen Sprungbelastungen und zu abrupten Bewegungen kommt, eignen sich zur Venenprophylaxe und -entstauung. Als eine der gesündesten Sportarten, die die Beinmuskeln stärkt sowie den venösen Rückfluss fördert, gilt das **Schwimmen**. Allein schon der Wasserdruck übt auf das Venensystem eine sehr vorteilhafte, entstauende Wirkung aus, ähnlich einem Kompressionsver-

Abb. 31

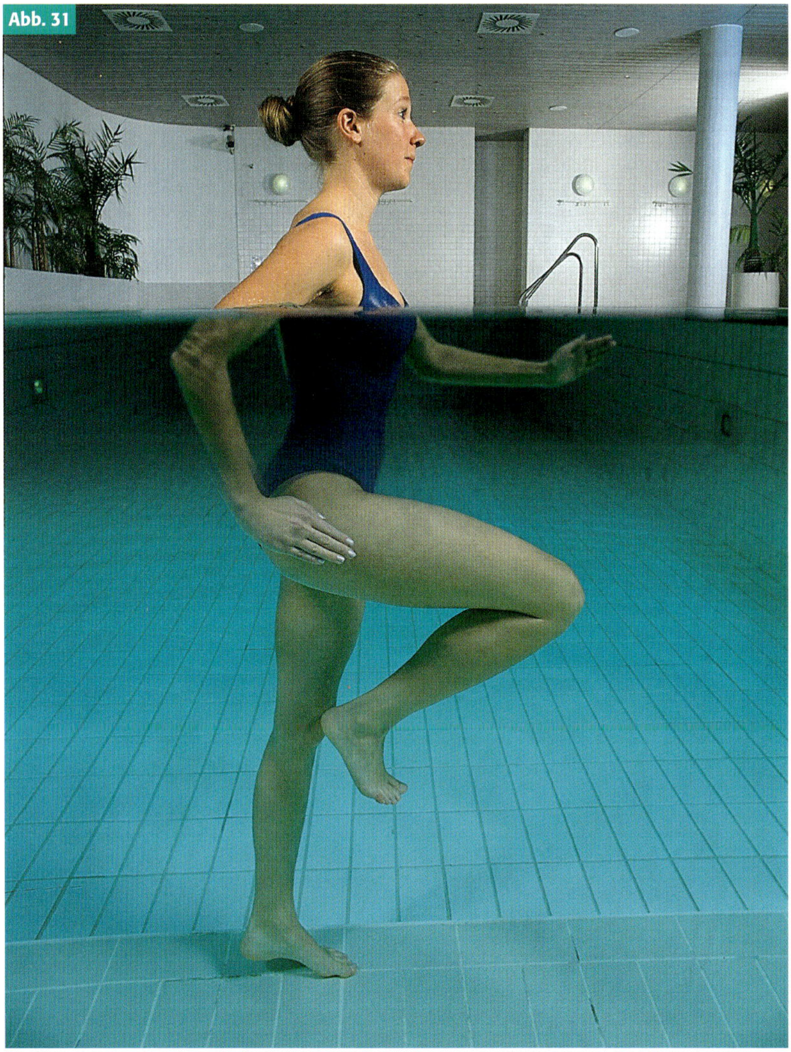

band. Das meist etwas kühlere Wasser sorgt außerdem dafür, dass sich erweiterte Venenwände zusammenziehen. Auch die rhythmischen Beinbewegungen, die intensive Muskeltätigkeit sowie die vertiefte, den Kreislauf belebende Atmung wirken sich günstig auf die Beinvenen aus. Deshalb ist auch Wassergymnastik oder **Aquajogging** ein sehr empfehlenswertes Training für das Venensystem (Abb. 31).

Nicht minder wirksam ist das so genannte **Venenwalking**, das bereits auf Seite 34 beschrieben wurde. Das sportliche Wandern oder forcierte Gehen lässt sämtliche Beinmuskel- sowie Gelenkpumpen zum Einsatz kommen, die auf die Venen entstauend wirken. Beim Walking wird das Venenblut optimal abgepumpt und die Muskeln werden gekräftigt.

In den Wintermonaten kann der **Skilanglauf** für ein ähnliches Training sorgen. Auch bei dieser Sportart kommt es zu rhythmischen Bewegungen, gleichzeitig aber (wichtig) zu keinem hohen Belastungsdruck.

Radfahren gehört ebenso zu den sportlichen Betätigungen, bei denen rhythmische Bewegungen im Vordergrund stehen. Es regt die Muskel- und Sprunggelenkpumpen an, wenn auch nicht ganz so intensiv wie das Venenwalking. Jedoch ist es für den Venenpatienten ratsam, im flachen Gelände zu fahren, weil beim Bergauffahren der Druck in den Beinvenen ansteigt. Beim Radfahren sollten Sie außerdem darauf achten, dass die Pedale mit den Fußballen getreten werden. Der Lenker sollte hoch eingestellt sein, so dass der Oberkörper aufrecht gehalten wird und kein ungünstiges Abknicken im Beckenbereich entsteht, was den venösen Blutabstrom behindern würde.

Zu den empfehlenswerten Sportarten und Bewegungsmöglichkeiten gehören außerdem **Golfspielen, Badminton** und **Tanzen**, wobei es jedoch zu keinen Sprüngen kommen sollte.

Tipp: Kompressionsstrümpfe unterstützen die Therapie und alle sportlichen Aktivitäten, weil diese der Wadenmuskelpumpe einen äußeren Widerstand entgegensetzen. Sie erhöhen den Druck auf das Gewebe und verhindern ein Ausweiten schon vorhandener Schwellungen.

Sportarten, die den Venen schaden können

Nicht empfehlenswerte Sportarten sind vor allem solche, bei denen es zu extremen Anstrengungen, einem starken Abwinkeln in der Leistenbeuge, zur Pressatmung oder zu einem Pressdruck kommt; denn das Blut wird dabei richtiggehend in die Beine zurückgepresst. Hierzu gehören Kraftsportarten, Radrennsport, Gewichtheben oder Rudern. Bei diesen Sportarten kann es zu einem kräftigen, ja schwallartigen Blutrückfluss aus dem Bauchraum in die Beinvenen kommen.

Auch bei Sportarten, bei denen abrupt abgestoppt wird – wie Fußball, Handball, Basketball und Wettkampf-Tennis oder Squash –, kann eine rückläufige Blutdruckwelle den venösen Rückfluss verschlechtern.

Problematisch sind außerdem Sportarten wie Hoch- und Weitsprung sowie Spiele, bei denen viel gehüpft und gesprungen wird. Zu nennen wären außerdem extreme Formen des Skilaufs (Slalom, Abfahrtsrennen), bei denen es zu einem außerordentlich hohen Druck auf die Venen kommt.

Was Sie vor der Venengymnastik beachten sollten

So üben Sie richtig und effektiv

Üben Sie, wenn möglich, so oft wie möglich ohne Schuhe. Am besten ist es, wenn Sie barfuß sind oder lediglich Socken tragen. Im Büro, in Bus oder Bahn und im Freien können bei den Übungen die Schuhe auch anbehalten werden.
Wiederholen Sie die einzelnen Übungen 10–20-mal, sofern nichts anderes angegeben ist. Die Wiederholungszahl einer bestimmten Übung richtet sich jedoch nach Ihrer individuellen Leistungsgrenze, die sich im Laufe der Zeit sehr wohl ändern kann.
15–20 Minuten täglich Übungszeit sollten Sie schon investieren. Besser wären natürlich 20–30 Minuten. Viele Übungen sind während der Bürotätigkeit oder anderer alltäglicher Arbeiten möglich. Ideal ist es, morgens schon vor dem Aufstehen noch im Bett oder nach dem Aufstehen 10 Minuten Fuß- und Beinübungen zu praktizieren, 10 Minuten nach dem Mittagessen und 10 Minuten abends.
Übungen, die Ihnen besonders gut tun, sollten Sie des öfteren am Tag wiederholen, und solche, von denen Sie weniger begeistert sind (denn Spaß soll es ja bereiten!), machen Sie seltener.
Da während der Übungen der Blutstrom in den Beinen um das Zehnfache zunehmen kann, ist es bei bereits erweiterten Venen anzuraten, Kompressionsstrümpfe zu tragen, die ein mögliches Anschwillen der Beine verhindern. Phlebologen (Fachärzte mit Spezialkenntnissen auf dem Gebiet der Venenerkrankungen) weisen immer wieder darauf hin, dass Venengymnastik ein äußerst wirksames Mittel gegen venöse Störungen wie Krampfadern etc. darstellt und dass diese durch das Tragen von Kompressionsverbänden oder -strümpfen noch wirksamer wird.

Falls im Laufe des Übens Schmerzen auftreten sollten, brechen Sie sofort ab und konsultieren sobald als möglich Ihren Arzt.

Wärmen Sie sich zuerst durch leichtes Gehen oder Federn auf der Stelle auf, dann mit Dehnübungen, die die Muskeln und Sehnen elastisch machen. Danach legen Sie los mit den kräftigenden, mobilisierenden und venenentleerenden Übungen. Zwischendurch sollten Sie immer wieder Atemübungen einschalten.

Achten Sie während aller Venenübungen darauf, den Atem nicht anzuhalten oder zu pressen, sondern immer fließen zu lassen. Auf diese Weise unterstützen Sie aktiv die Übungsziele.

Dehnübungen zum Aufwärmen

Um die Beinmuskeln gut durchblutet und flexibel zu halten, sind Dehnübungen angebracht. Dadurch wird auch das

Verletzungsrisiko geringer, zum Beispiel wenn man einmal mit dem Fuß umknickt.

Auch beim Venenwalking sollte nach den ersten 200–500 Metern erst einmal die Muskulatur mit Dehnübungen optimal auf die Beanspruchung vorbereitet werden. Außerdem lassen sich gedehnte Muskeln besser trainieren, weil sie geschmeidiger sind, so dass auch die Kräftigung der Muskulatur davon profitiert.

Zur Übungsausführung: Die Dehnung immer 20–30 Sekunden halten, dann lockerlassen. Währenddessen fließt der Atem gelöst. Die Übung 3–4-mal wiederholen; bei Beinübungen gilt dies für jedes Bein.

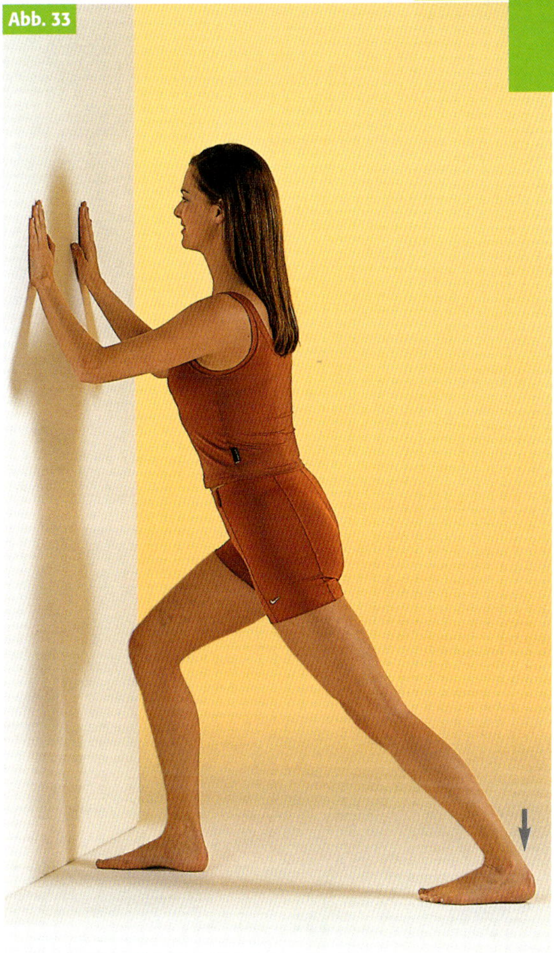
Abb. 33

1. Dehnübung

▶ Stellen Sie sich in Schrittstellung vor eine Wand, strecken Sie die Arme schulterbreit nach vorn und stützen Sie sich mit den Händen ab.

▶ Beugen Sie das vordere Bein etwas und verlagern Sie das Gewicht darauf.

▶ Dann strecken Sie das hintere Bein noch weiter zurück und stellen die Zehenspitzen auf (Abb. 32). Jetzt senken Sie die Ferse des hinteren Beines langsam in Richtung Boden (Abb. 33).

▶ Die Dehnposition wie oben beschrieben halten, dann lockerlassen.

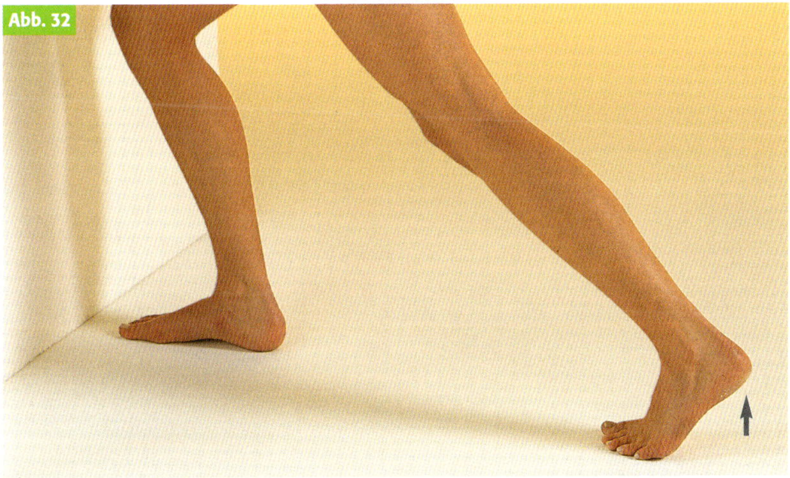
Abb. 32

2. Dehnübung

▶ Stehen Sie vor einem Stuhl oder Hocker und stellen Sie den linken Fuß auf die Sitzfläche.

▶ Dann verlagern Sie das Gewicht auf den linken Fuß, indem Sie den Oberkörper aus den Hüftgelenken heraus nach vorn neigen. Der Rücken bleibt dabei gerade. Die Hände können Sie entweder auf der Stuhllehne oder auf den Knien abstützen. In jedem Fall werden die Ellenbogen etwas nach außen gebeugt (Abb. 34).

▶ Drücken Sie jetzt die rechte Ferse in Richtung Boden.

▶ Die Dehnposition halten, dann lockerlassen und das Bein wechseln.

Tipp: Wenn Sie im Freien sind, können Sie den Fuß auf eine Mauer, einen Baumstamm oder etwas Ähnliches aufstellen.

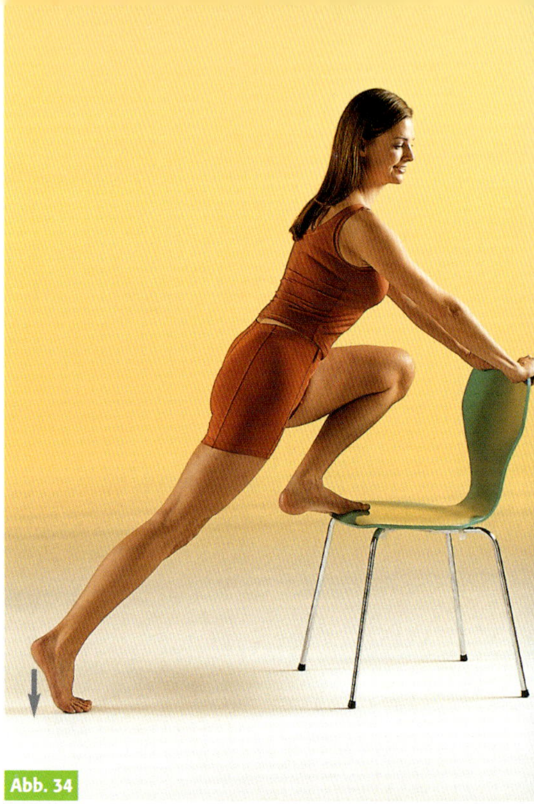

Abb. 34

3. Dehnübung

▶ Sie stehen wieder vor einem Stuhl oder Hocker (oder Zaun, Baumstamm, Mauer etc.).

▶ Legen Sie die rechte Ferse auf die Sitzfläche (oder etwas Ähnliches) auf.

▶ Verschränken Sie die Hände hinter dem Körper und neigen Sie den Oberkörper mit geradem Rücken leicht nach vorn (Abb. 35).

▶ Ziehen Sie die rechte Fußspitze weit zu sich heran.

▶ Diese Dehnposition halten, dann das Bein wechseln.

Abb. 35

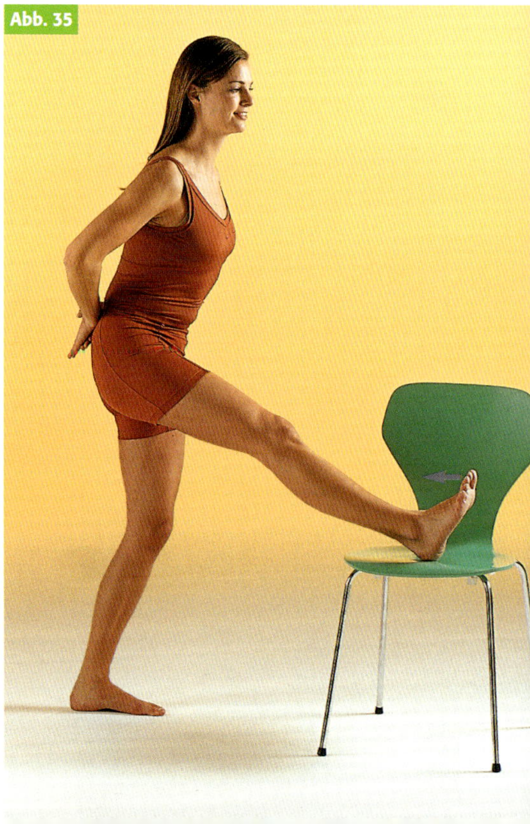

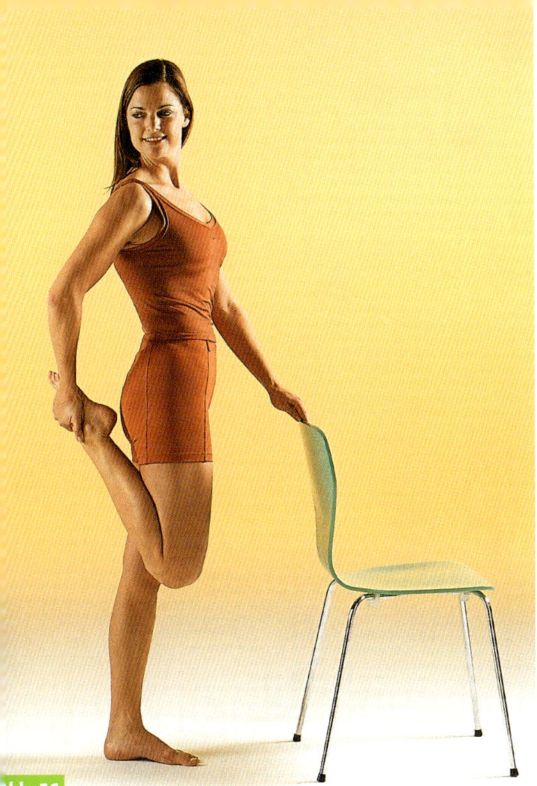

Abb. 36

Variation: Falls Ihnen die eben beschriebene Dehnung leicht fällt, können Sie außerdem den gedehnten Oberschenkel etwas nach hinten ziehen.

Tipp: Diese Übung kann auch gut im Sitzen ausgeführt werden, wenn Sie sich seitlich auf einen Stuhl setzen.

4. Dehnübung

- Stellen Sie sich neben einen Stuhl und stützen Sie sich mit der linken Hand an der Lehne ab.
- Fassen Sie mit der rechten Hand den rechten Fußrist oder Knöchel und ziehen Sie die Ferse in Richtung Gesäß (Abb. 36). Achten Sie darauf, dass Sie nicht ins Hohlkreuz gehen; spannen Sie deshalb die Bauch- und Gesäßmuskulatur etwas an.
- Die Dehnposition halten, dann das Bein wechseln.

5. Dehnübung

- Legen Sie sich mit dem Rücken ausgestreckt auf den Boden.
- Heben Sie das linke Bein so weit wie möglich an und ziehen Sie die Zehenspitze nach unten. Legen Sie beide Hände an die Oberschenkelrückseite unterhalb der Kniekehle (Abb. 37).
- Ziehen Sie das hochgestreckte Bein vorsichtig, so gut wie es Ihnen möglich ist, zu sich heran.
- Die Dehnposition halten, dann das Bein wechseln.

Tipp: Sie können auch ein Handtuch von hinten um den Oberschenkel legen, es vorn festhalten und so das Bein zu sich heranziehen.

Nun sind Sie fit für die folgenden Übungsprogramme!

Abb. 37

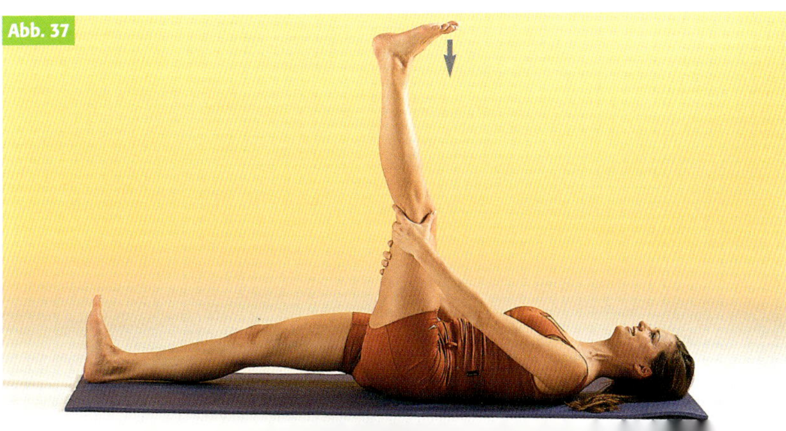

Allgemeines Venentraining

Übungsprogamm 1: Im Liegen

Diese Übungen können Sie entweder im Bett oder auf einer Matte bzw. Decke auf dem Boden machen. Stellen Sie im Liegen Ihre Beine auf, so dass auch das Kreuz entlastet ist. Die Arme liegen neben dem Körper; wenn es Ihnen angenehm ist, können Sie aber auch die Hände unter den Kopf legen. Eine gute Venenentstauung wird auch erreicht, wenn beide Unterschenkel auf einem Hocker oder Sitzball liegen. Ideal ist des Weiteren eine gestreckte Rückenlage, bei der die Waden auf einer dicken, zusammengerollten Decke oder einem Polster liegen. Sie können diese drei verschiedenen Lagerungsmöglichkeiten nach Belieben selber gern variieren und aussuchen. Besonders empfehlenswert ist außerdem die Rückenlage vor einer Wand, wenn die Beine an der Wand hochgestreckt oder die Füße daran abgestützt werden.

Folgende Übungen müssen Sie natürlich nicht nacheinander üben. Suchen Sie sich jeweils 4–6 Übungen aus und wiederholen Sie jede 10–20-mal.

1. Übung

Diese Übung eignet sich immer als erste Übung am Anfang eines Übungsprogramms:

▶ Heben Sie beide Beine nacheinander an und fahren Sie Fahrrad in der Luft, mindestens 30 Sekunden lang (Abb. 38). Achten Sie darauf, die Beine immer gut durchzustrecken.

2. Übung

▶ Ziehen Sie beide Knie zum Bauch und schleudern Sie dann abwechselnd erst den linken und dann den rechten Unterschenkel kräftig nach oben in Richtung Decke (Abb. 39).

Diese Übung kann auch einen leichten Venenstau sehr gut vertreiben.

Abb. 38

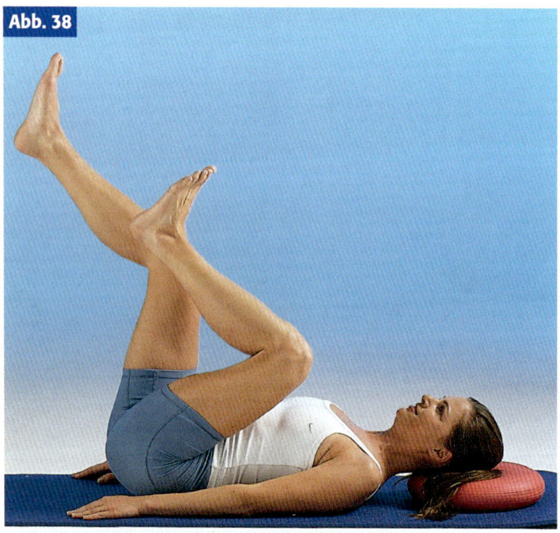

Abb. 39

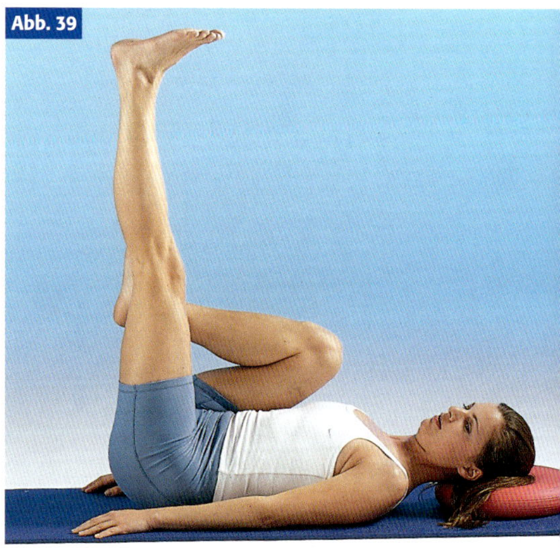

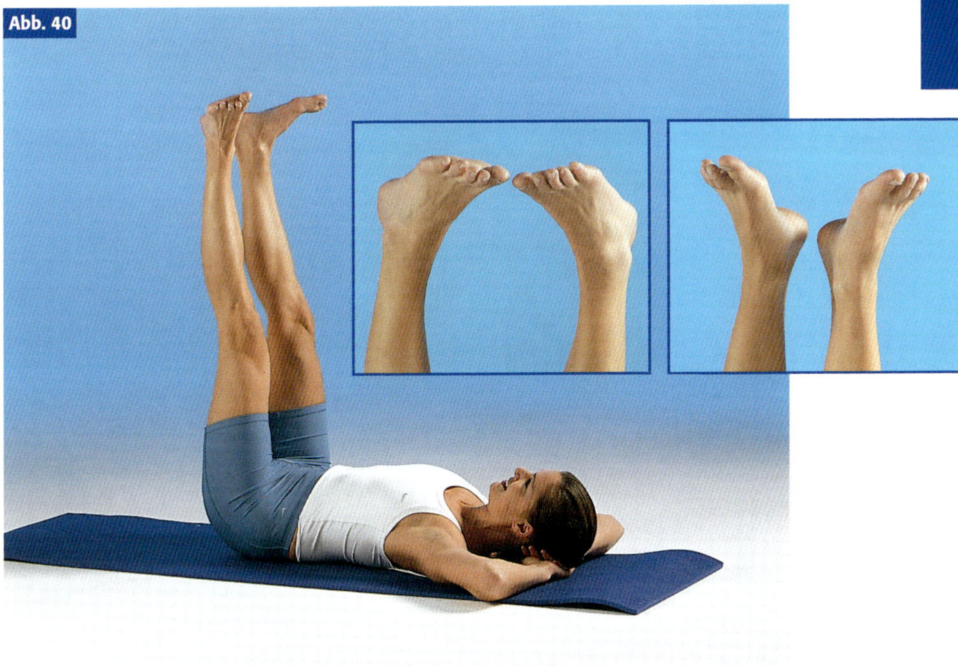
Abb. 40

3. Übung

▶ Strecken Sie beide Beine senkrecht nach oben und kreisen Sie dann die Füße aus dem Sprunggelenk heraus (Abb. 40). Beginnen Sie mit kleinen Kreisen, dann diese immer größer werden lassen, so dass sie am Übungsende ganz groß sind.

▶ Kreisen Sie 10–20-mal linksherum, dann genauso oft rechtsherum.

Variation: Nur ein Bein hochstrecken und den Fuß kreisen, danach das Bein wechseln.

4. Übung

▶ Strecken Sie beide Beine nach oben und lassen Sie die Knie locker gebeugt.

▶ Dann die Zehen beider Füße ganz kräftig einkrallen und wieder strecken (Abb. 41).

▶ Führen Sie diese Übung einige Male ganz langsam, dann schneller aus.

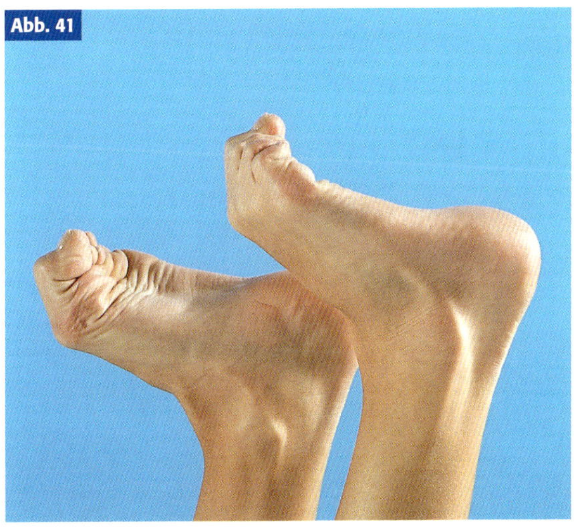
Abb. 41

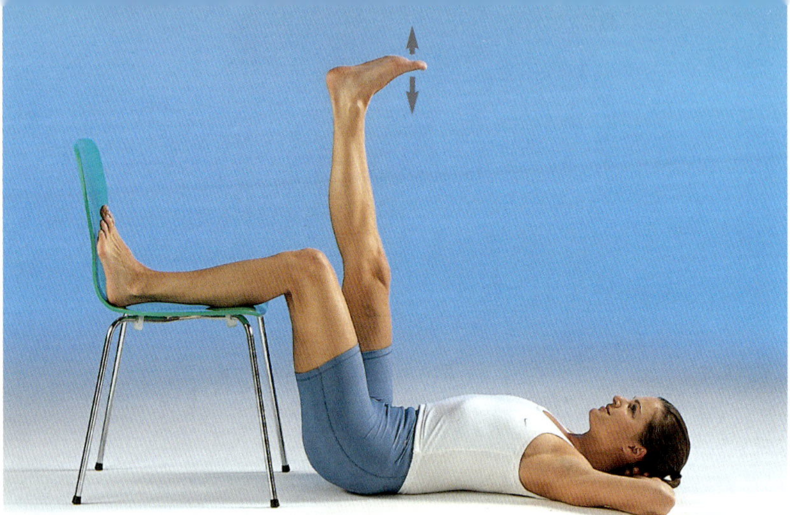

Abb. 42

5. Übung

▶ Legen Sie das linke Bein auf einem Stuhl ab, strecken Sie ein Bein senkrecht hoch und ziehen Sie dann die Zehenspitzen dieses Beins zum Körper heran (Abb. 42).

▶ Dann diesen Fuß im Wechsel beugen und strecken.

▶ Beinwechsel nach etwa 30 Sekunden.

Variation 1:

Strecken Sie beide Beine hoch, dann im Wechsel die Füße kräftig beugen und strecken.

Variation 2:

Beide Beine gleichzeitig beugen und strecken, jedoch beim Beugen die Zehen einkrallen.

6. Übung

Diese Übung ist äußerst angenehm und hilft gut gegen Stauungen. Sie können dabei auch gern die Unterschenkel auf einen Hocker legen (das muss jedoch nicht unbedingt sein):

▶ Ziehen Sie abwechselnd das rechte und das linke Knie zum Bauch.

▶ Dann umfassen Sie mit beiden Händen den Fuß. Während Sie nun das Bein langsam nach oben durchstrecken, streichen die Handflächen mit sanftem Druck vom Fuß über Knöchel, Wade, Knie bis zum Oberschenkel (Abb. 43).

▶ Stellen Sie sich dabei vor, wie Sie das Blut der Venen in Richtung Leiste streichen.

▶ Streichen Sie jedes Bein 8–12-mal aus.

Abb. 43

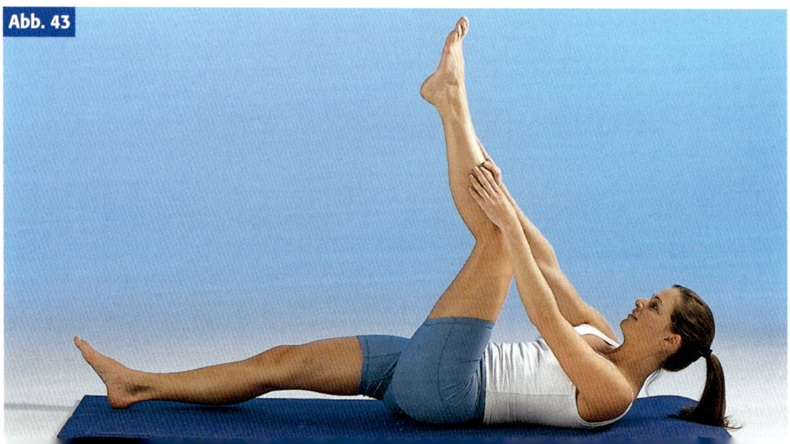

Abb. 44

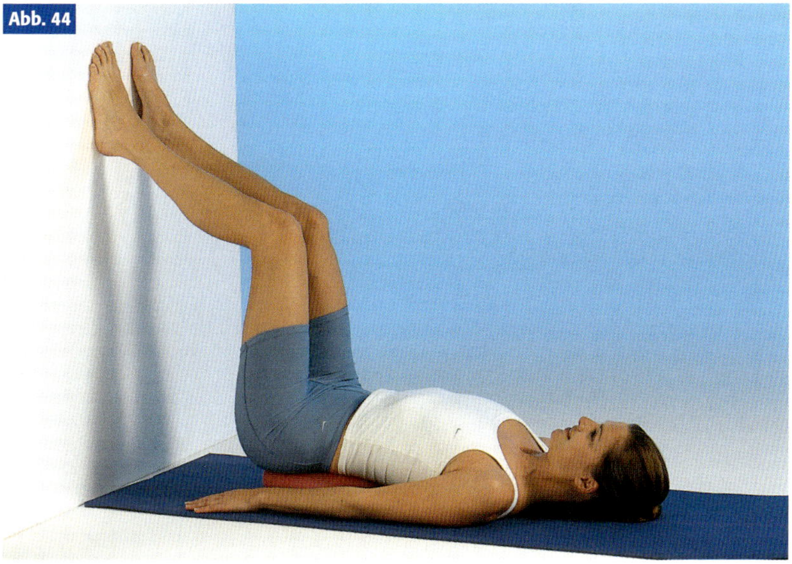

7. Übung

▶ Legen Sie sich vor eine Wand und stützen Sie die Füße ab. Die Unterschenkel dürfen zu den Oberschenkeln etwas mehr als einen rechten Winkel bilden (die Unterschenkel zeigen leicht schräg nach oben). Das Becken kann mit einer Decke, ein oder zwei Kissen oder einem Ballkissen angenehm unterlagert sein.

▶ Drücken Sie dann die gesamten Fußsohlen beider Füße ganz kräftig gegen die Wand (Abb. 44).

▶ Die Spannung 6–10 Sekunden halten, dann loslassen; währenddessen locker weiteratmen.

▶ 4–6-mal wiederholen.

Variation 1:

Gleiche Ausgangsstellung:

▶ Im Wechsel die Fußspitzen des einen Beines anziehen und die Fersen des anderen Fußes kräftig gegen die Wand drücken (Abb. 45).

▶ Nach 6–10 Sekunden lockerlassen. Danach die Zehenspitzen kräftig gegen die Wand drücken.

Abb. 45

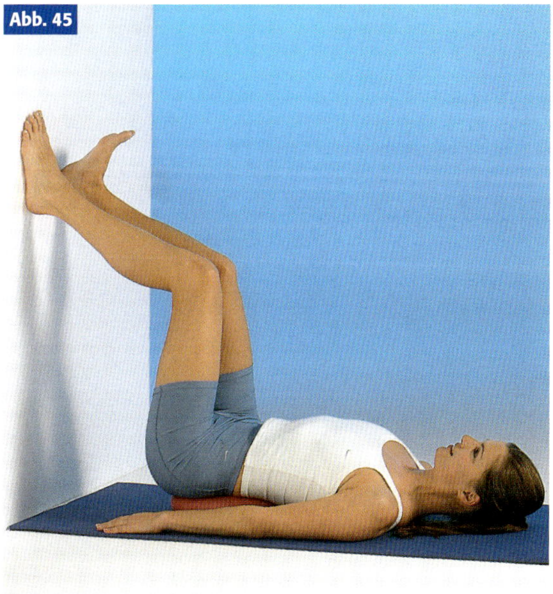

Variation 2:

Diese Übung können Sie auch im Bett mit gestreckten Beinen üben, indem Sie die Ferse bzw. Fußspitze gegen das Bettende drücken.

8. Übung

Eine erstklassige Übung ist die »Raupenübung« an der Wand:

▶ Gleiche Ausgangsstellung wie in Übung 7: Krallen Sie nun die Zehen beider Füße ein und krabbeln Sie wie eine Raupe an der Wand hinauf und herunter (Abb. 46).

Abb. 46

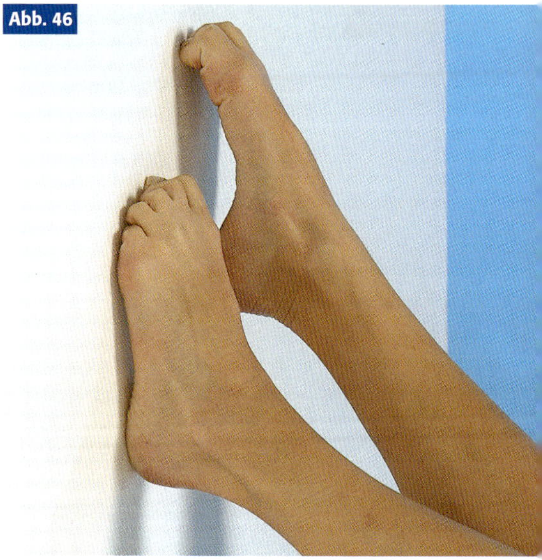

9. Übung

Gleiche Ausgangsstellung wie in Übung 7:

▶ Atmen Sie zum Bauch hin ein, dann langsam und bewusst ausatmen, dabei die Beckenbodenmuskeln kräftig anspannen, die Füße gegen die Wand drücken und das Becken ein klein wenig anheben (Abb. 47).

▶ Die Spannung so lang halten, wie Sie ausatmen können, dann lockerlassen und das Becken entspannt ablegen.

Diese Übung sorgt nicht nur von den Beinen und Füßen her für einen guten Venenfluss, sondern auch der Atem und die Beckenbodenmuskulatur sorgen für eine optimale Entstauung.*

Abb. 47

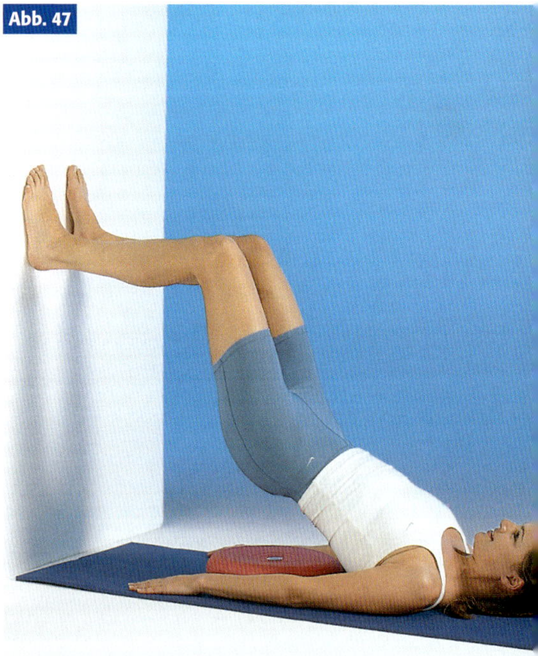

* Weitere Beckenbodenübungen finden Sie in dem Buch »Beckenbodengymnastik für Sie und Ihn«.

Übungen mit dem großen Noppenball

10. Übung

▶ Legen Sie sich vor eine Wand und rollen Sie einen Ball oder großen Noppenball mit den Füßen daran hoch und herunter, indem Sie den Ball abwechselnd mit dem rechten und dem linken Fuß weiterrollen (Abb. 48).

▶ Mindestens 60 Sekunden, dabei den Atem ruhig fließen lassen.

Abb. 48

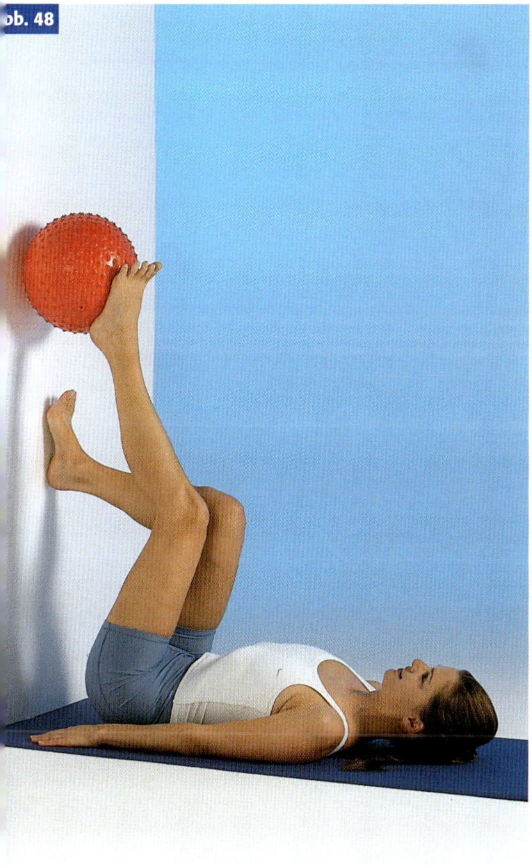

11. Übung

▶ Legen Sie sich wie bei Übung 10 vor eine Wand, heben Sie die Unterschenkel an und drücken Sie einen großen Noppenball mit den Fußsohlen beider Füße gegen die Wand (Abb. 49).

▶ 10–20 Sekunden drücken, dann lockerlassen.

Variation 1: Noch besser ist es, die Zehen einzukrallen und in den Ball zu drücken. 10–20 Sekunden kräftig einkrallen, dann lockerlassen.

Variation 2: Zuerst mit beiden Füßen den Ball gegen die Wand drücken, dann den Ball mit beiden Füßen ein wenig hoch- und herunterrollen (beide Füße bleiben am Ball).

Abb. 49

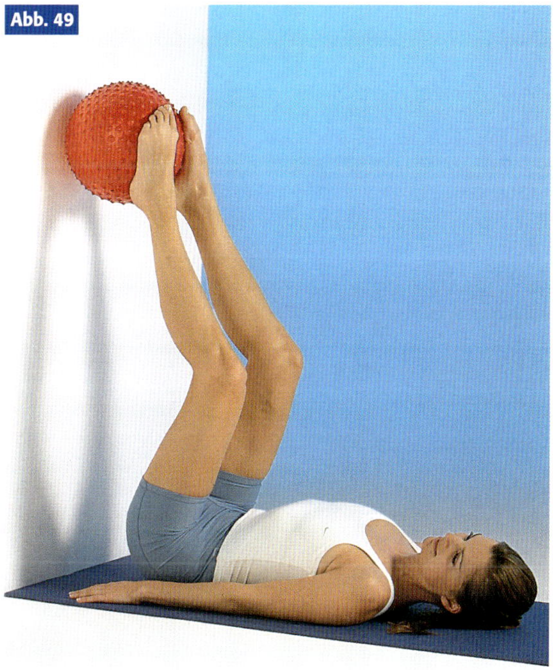

12. Übung

▶ Umgreifen Sie den großen Noppenball mit den Fußsohlen beider Füße und heben Sie ihn nach oben, indem Sie die Beine senkrecht hochstrecken (Abb. 50).

▶ Dann versuchen Sie, mit den Füßen den Ball kräftig zusammenzudrücken.

▶ Die Spannung 6–10 Sekunden halten, dann lockerlassen.

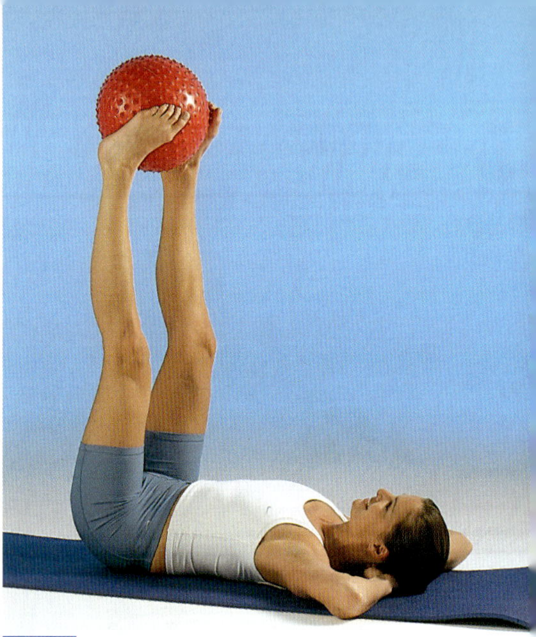

Abb. 50

Übungen im Liegen mit dem Thera-Band

13. Übung

▶ Legen Sie sich auf den Boden und stellen Sie die Beine auf. Dann das rechte Bein hochstrecken, ein Thera-Band über den Vorderfuß legen und die Enden des Bandes mit den Händen festhalten (Abb. 51).

▶ Drücken Sie nun den rechten Vorderfuß kräftig gegen das elastische Band. Halten Sie es aber so fest, dass Sie den Wiederstand gut spüren.

▶ Den Druck 6–10 Sekunden halten, dann lockerlassen.

▶ Nach 4–6 Wiederholungen das Bein wechseln.

14. Übung

▶ Strecken Sie beide Beine hoch, legen Sie ein Thera-Band über beide Fußsohlen und halten Sie die Enden mit den Händen fest (Abb. 52).

▶ Dann drücken Sie einige Male schnell hintereinander das Band mit den Füßen nach außen. Bei dieser eher kleinen Bewegung federn die Füße immer sofort wieder zusammen.

Abb. 51

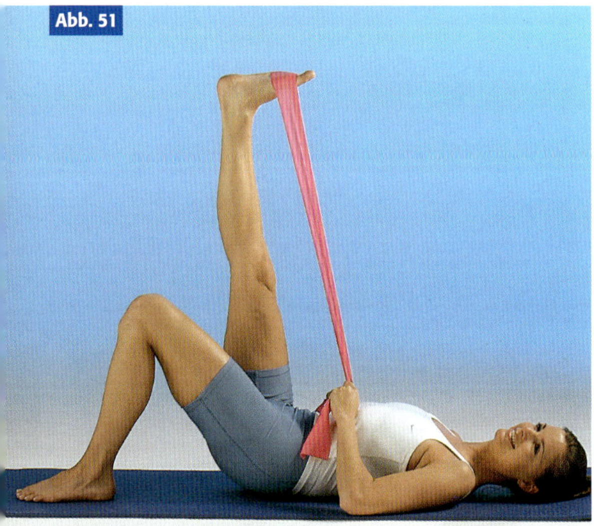

Abb. 52

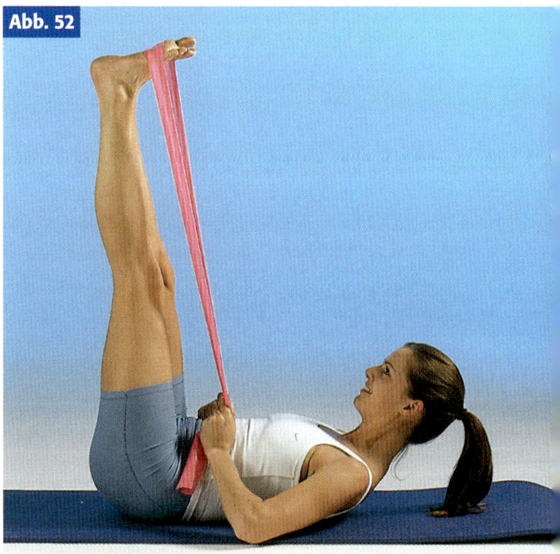

Übungsprogramm 2: Im Sitzen

Setzen Sie sich auf die vordere Hälfte eines Hockers oder Stuhls. Wenn Sie einen guten Gleichgewichtssinn haben, können Sie sich zu manchen Übungen auch auf einen Sitzball setzen. Der Winkel zwischen den Ober- und Unterschenkeln sollte mindestens 90° betragen, so dass die Oberschenkel waagrecht und die Unterschenkel senkrecht stehen. Die Füße zeigen gerade nach vorn.
Viele Übungen können auch sitzend auf dem Boden ausgeführt werden. Kinder üben meist lieber in dieser Sitzhaltung.

1. Übung

▶ Stellen Sie beide Füße abwechselnd erst auf die Zehenspitzen und dann auf die Fersen (Abb. 53).

Variation: Führen Sie diese Übung mit beiden Füßen gegengleich aus.

Abb. 53

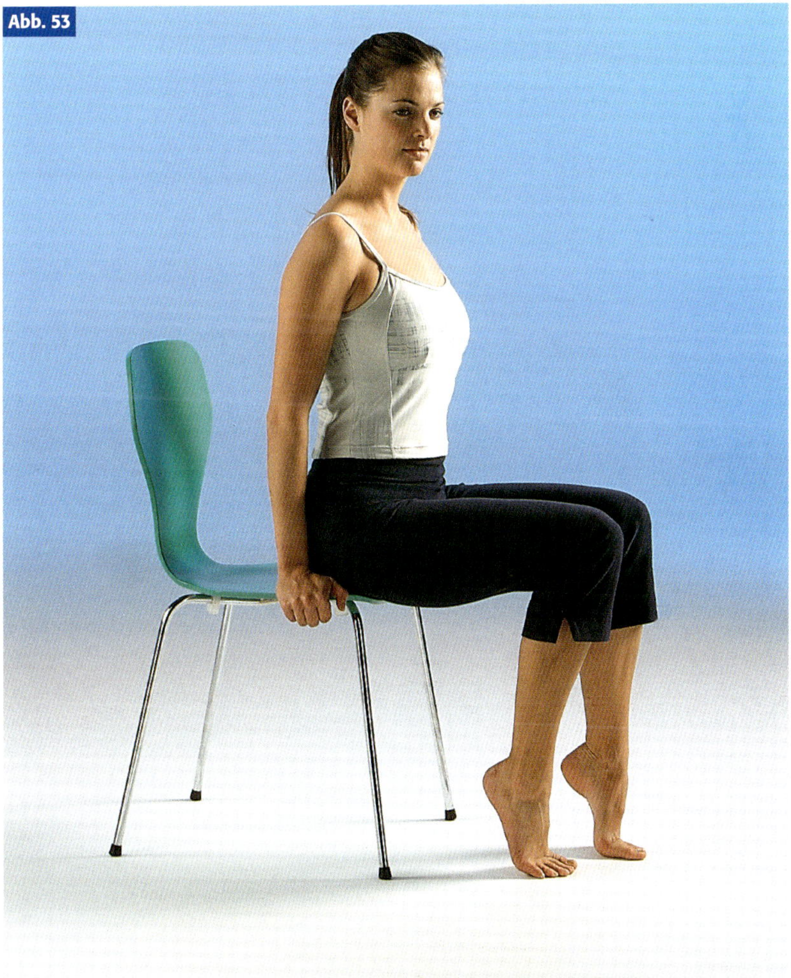

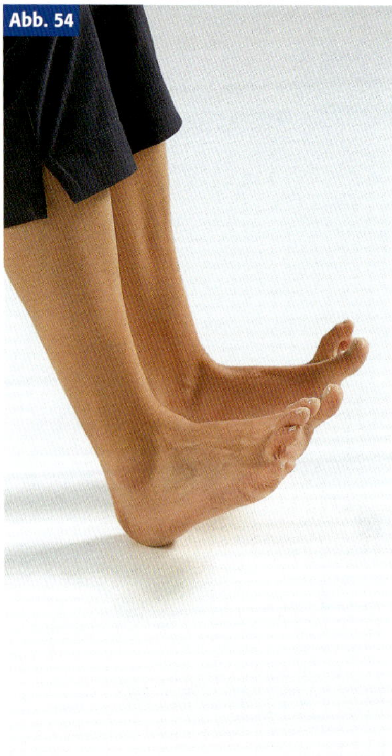
Abb. 54

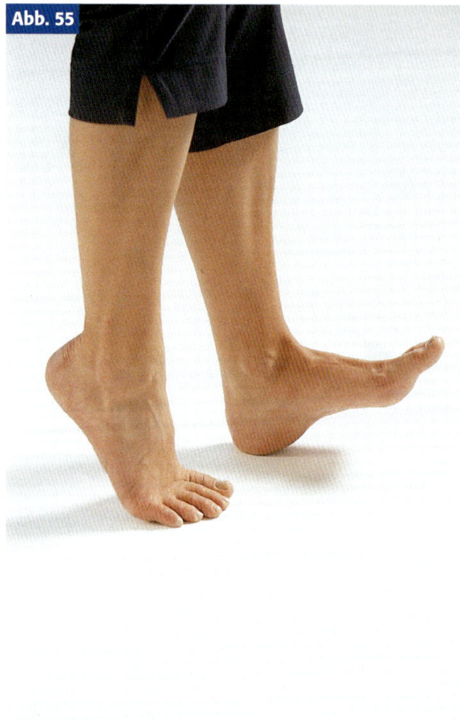
Abb. 55

2. Übung

▶ Ziehen Sie nur die Zehen beider Füße extrem hoch und versuchen Sie, die Zehen so stark wie möglich zu spreizen (Abb. 54).

Variation: Abwechselnd mit dem rechten und dem linken Fuß üben (Abb. 55).

3. Übung

▶ Krallen Sie die Zehen kräftig ein und ziehen Sie die Fersen vor. Bewegen Sie sich auf diese Weise im »Raupengang« vorwärts, dann rückwärts (Abb. 56).

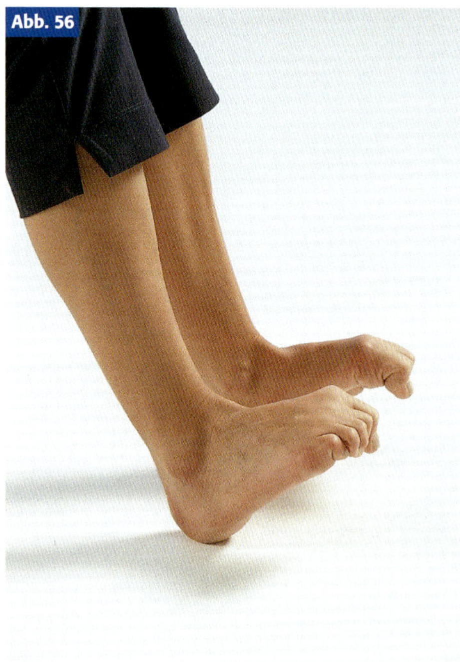
Abb. 56

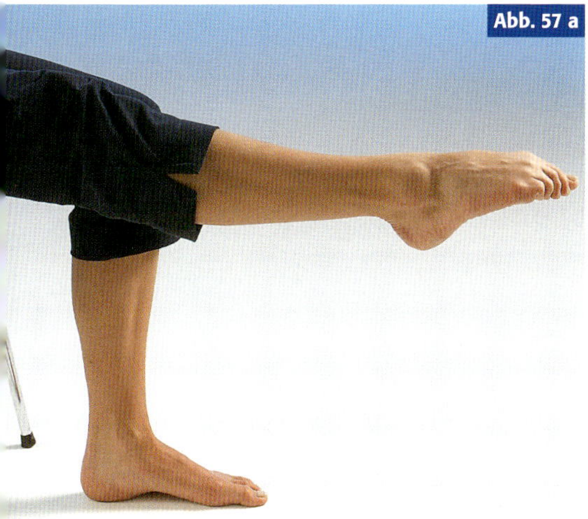
Abb. 57 a

4. Übung

▶ Strecken Sie im Wechsel das rechte und das linke Bein aus (Abb. 57 a + b), dann
a) den Fuß kreisen,
b) beugen und strecken,
c) die Zehenspitze nach innen und außen bewegen,
d) im Wechsel die Zehen einkrallen und spreizen.

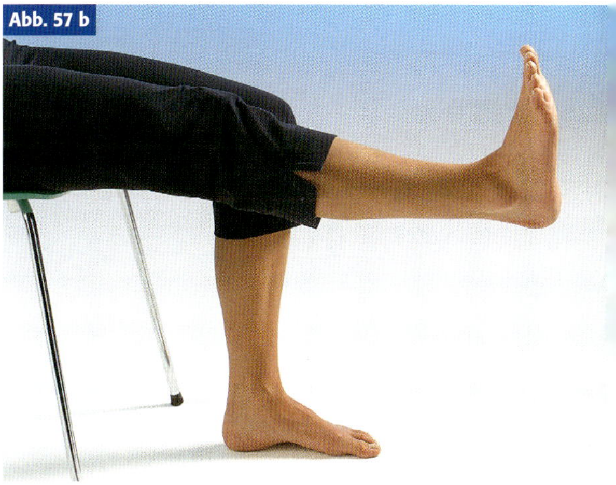
Abb. 57 b

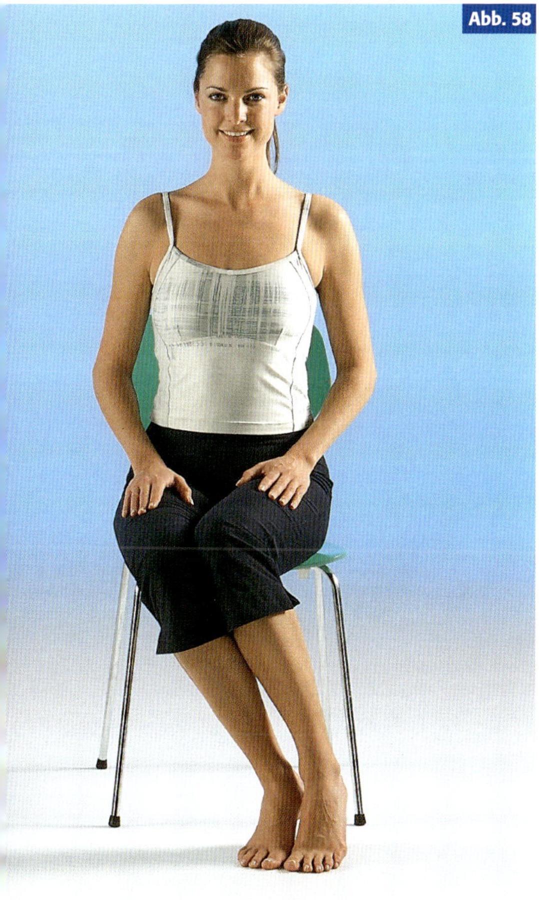
Abb. 58

5. Übung

▶ Heben Sie beide Fersen hoch, dann setzen Sie sie wieder ab. Führen Sie diese Bewegung zunächst ganz langsam, praktisch im Zeitlupentempo, aus.
▶ Dann im schnellen Wechsel.

Variation: Heben Sie die Fersen hoch, dann drehen Sie sie auf die linke Seite und setzen sie ab (Abb. 58). Danach wieder anheben, nach rechts drehen und absetzen. Im schnellen Wechsel.

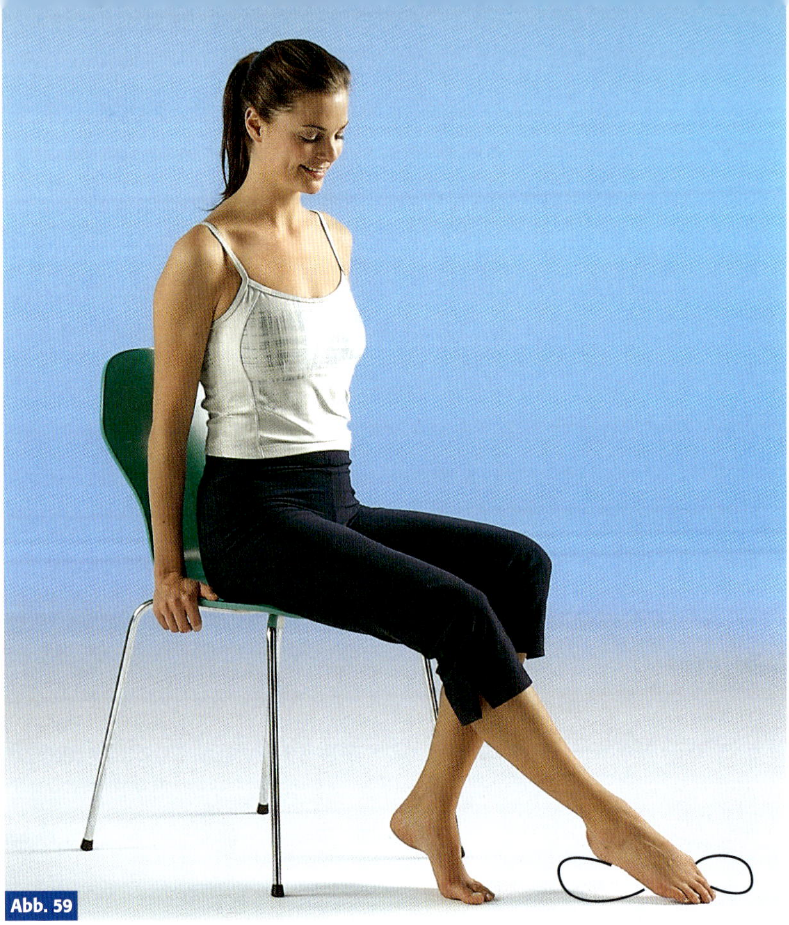

Abb. 59

6. Übung

▶ Umschreiben Sie mit den Zehenspitzen des rechten Fußes eine große liegende Acht (Abb. 59).

▶ Wechseln Sie die Richtung: einmal links herum, dann rechts herum.

▶ Danach mit dem anderen Fuß eine Acht zeichnen.

Variation: Zeichnen Sie auf dem Boden mit den Zehen verschiedene Figuren, z. B. Zickzacklinien, oder schreiben Sie Ihren Namen.

7. Übung

▶ Heben Sie die Fußinnenkanten hoch und halten Sie die Spannung eine Weile (Abb. 60). Dann die Fußsohlen absetzen.

▶ Danach die Fußaußenkanten versuchen anzuheben. Lassen Sie dabei die Knie nicht zu sehr nach innen gehen.

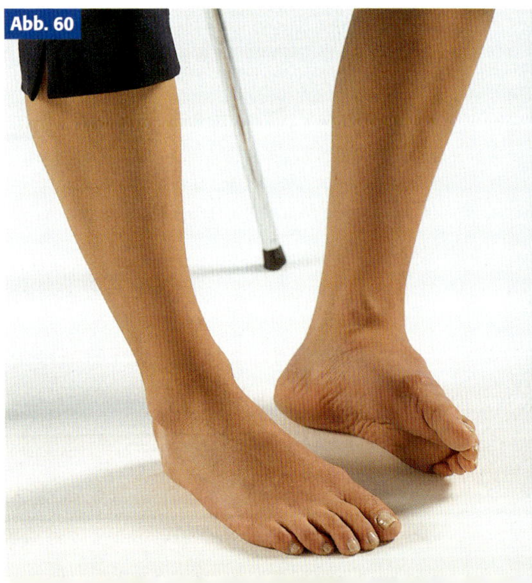

Abb. 60

8. Übung

Heben Sie abwechselnd den rechten und linken Unterschenkel mit beiden Händen leicht an und führen Sie folgende Bewegung aus:

- Den Fuß anziehen und strecken.
- Den Fuß kreisen.
- Den Unterschenkel wegschleudern.
- Den Unterschenkel mit beiden Händen vom Fußknöchel bis zum Knie ausstreichen (Abb. 61).

Diese einfache Übung eignet sich besonders gut im Büro für »zwischendurch« .

Abb. 61

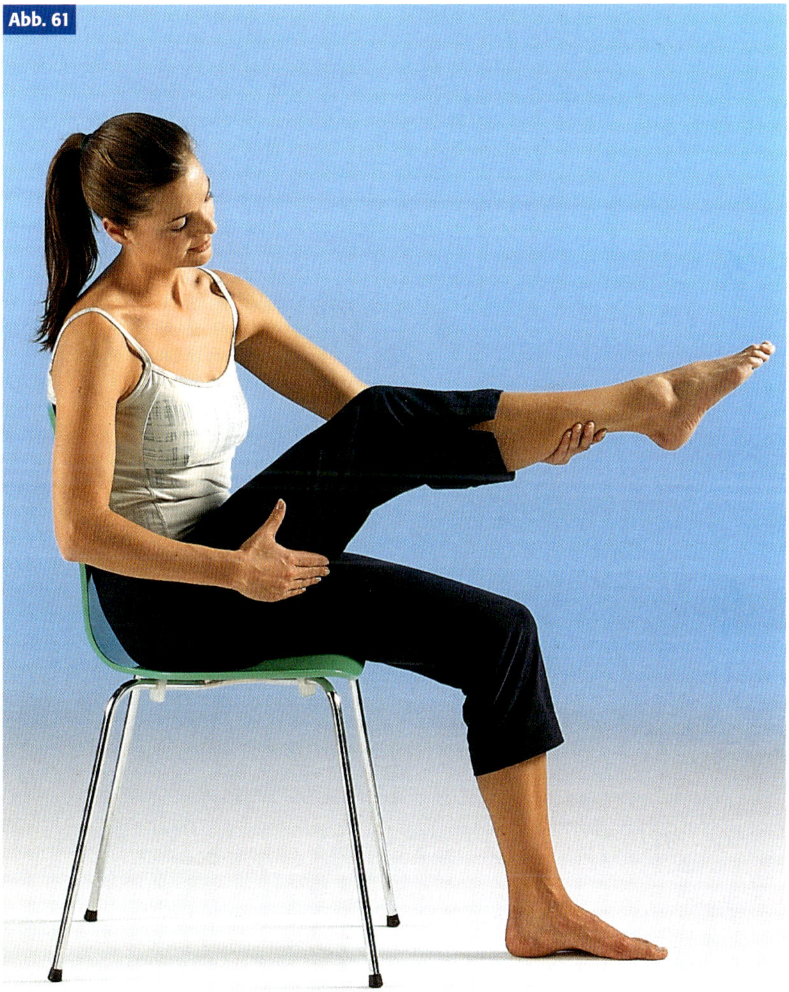

Übungen im Sitzen mit unterschiedlichen Gegenständen

9. Übung

▶ Legen Sie einen Bleistift o. Ä. vor sich auf den Boden. Heben Sie ihn mit den Zehen des rechten Fußes an und halten Sie ihn 10–30 Sekunden lang fest (siehe auch S. 78, Übung 4).
▶ Dann wieder ablegen und mit dem anderen Fuß üben.
▶ Danach im schnellen Wechsel.

Variation 1: Sie können verschiedene Gegenstände vor sich auf den Boden legen und diese im Wechsel mit den Zehen greifen, anheben und wieder ablegen (Abb. 62).

Üben Sie mit dem rechten und linken Fuß gleich oft bzw. gleich lang. Lassen Sie bei der Auswahl der Gegenstände Ihre Phantasie walten. Hier einige Vorschläge: Handtuch, Seil, Stöckchen, Murmel, kleines Kissen, Socke, Stift, Radiergummi, Schal, Halstuch, Steinchen, Kette, Knopf.

Variation 2: Räumen Sie die Gegenstände in eine Box ein.

Machen Sie diese Übung hintereinander ganz nebenbei während der Fernsehnachrichten. Tipp: In der (Gymnastik-)Gruppe können Sie den Bleistift, den Schwamm o. Ä. mit den Füßen einige Runden lang weitergeben.

Abb. 62

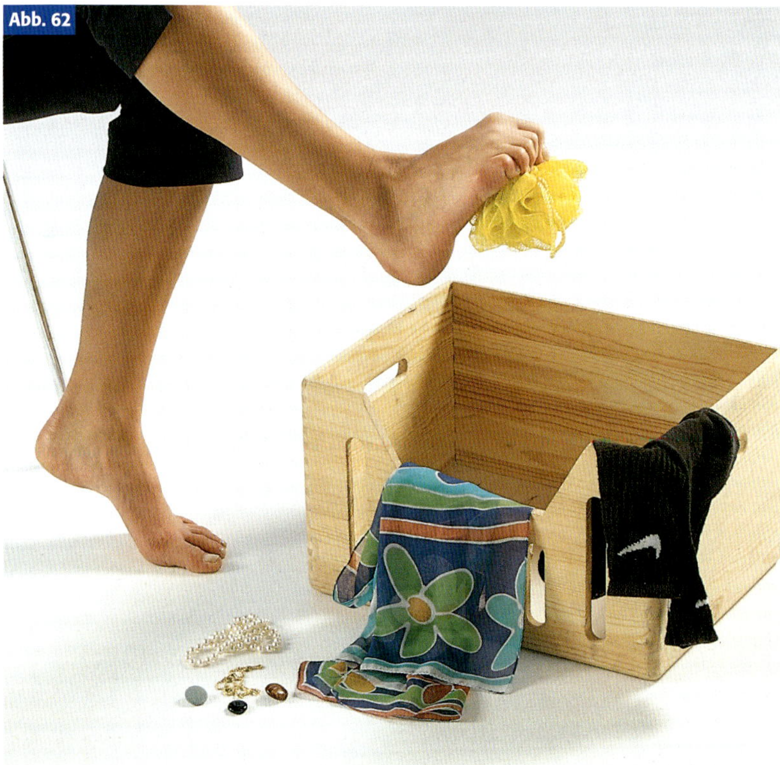

Abb. 63

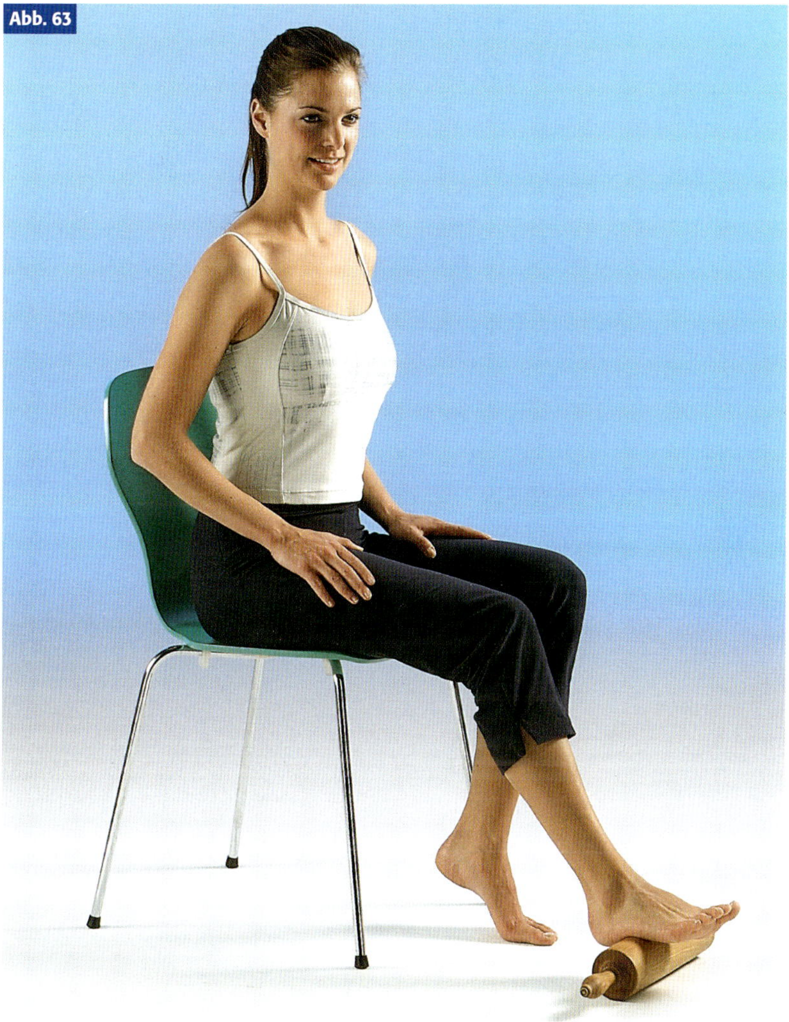

10. Übung

▶ Rollen Sie mit der ganzen Fußsohle über den Bleistift vor und zurück.

Variation: Rollen Sie Ihren Fuß über eine Teigrolle, einen großen Ball oder kleine Noppenbälle oder Ähnliches (Abb. 63 + 64).

Abb. 64

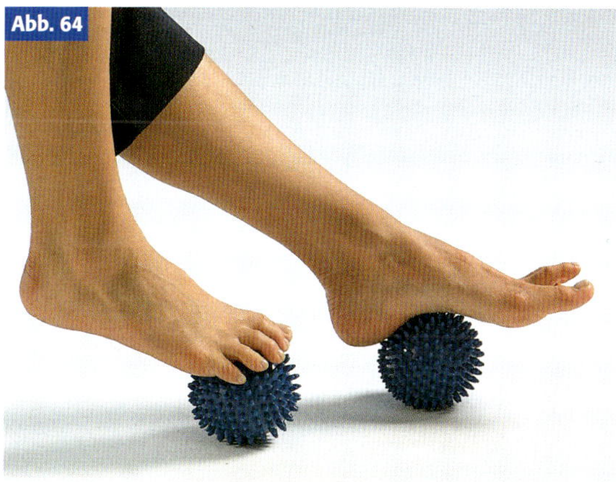

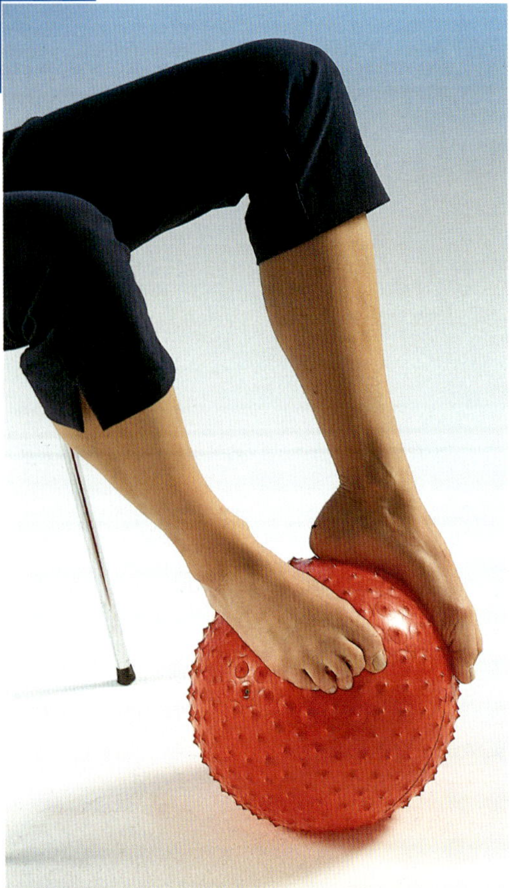

Abb. 65

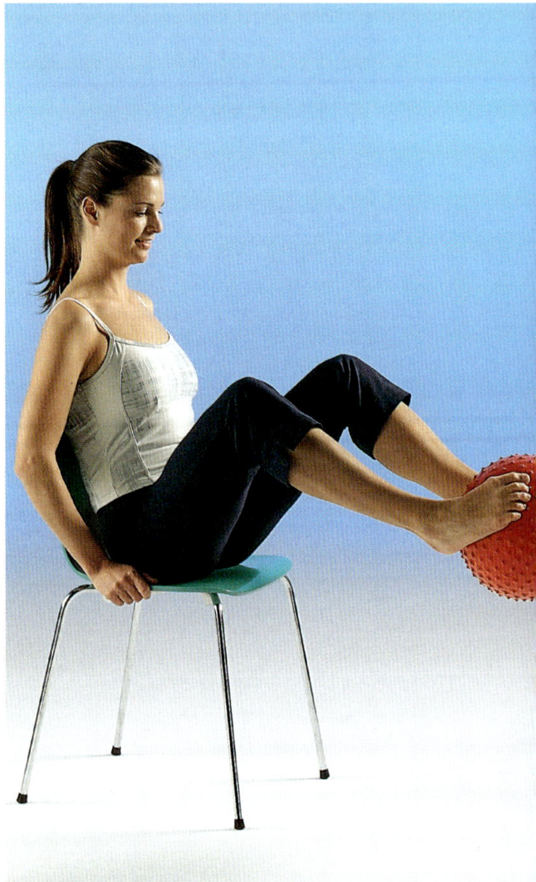

Abb. 66

11. Übung

▶ Beide Füße auf einen großen Noppenball legen. Dann mit den Zehen kräftig in diesen hineingreifen (Abb. 65). Die Spannung 4–6 Sekunden halten und den Atem gelöst fließen lassen.

▶ Danach mit den Füßen locker über den Ball rollen.

12. Übung

▶ Mit den Fußsohlen oder Fußinnenkanten einen großen oder kleinen Noppenball anheben (Abb. 66).

▶ Dann den angehobenen Ball zwischen den Füßen vor- und zurückrollen, indem sich einmal der rechte Fuß, einmal der linke vorbewegt.

13. Übung

▶ Legen Sie einen Schaumgummiball oder einen Küchenschwamm vor Ihre Füße und stellen Sie den Vorderfuß darauf; die Ferse bleibt am Boden.
▶ Krallen Sie nun die Zehen in den Ball oder Schwamm, dann wieder loslassen (Abb. 67).
▶ Üben Sie im Wechsel mit dem anderen Fuß.

Variation: Versuchen Sie, den Schaumgummiball oder den Schwamm zwischen dem großen Zeh und den anderen Zehen »in die Zange« zu nehmen: festkrallen und wieder loslassen.

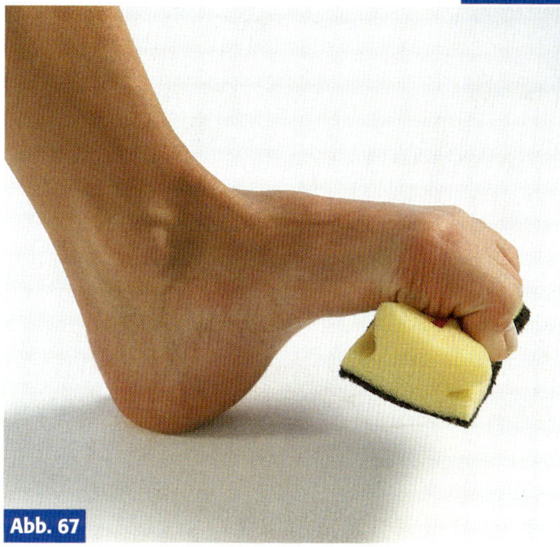

Abb. 67

14. Übung

▶ Knoten Sie ein Thera-Band zusammen und legen Sie es um beide Vorderfüße. Knie und Füße sind etwa hüftbreit geöffnet. Sie sollten eine gute Vorspannung spüren. Beine anheben.
▶ Danach beide Vorderfüße kräftig nach außen drücken (Abb. 68).

Variation: Das zusammengeknotete Thera-Band liegt genau unter den Vorderfüßen. Dann diese anheben, jedoch die Fersen auf dem Boden lassen. Jetzt mit den Zehen das Band fest umfassen.

Abb. 68

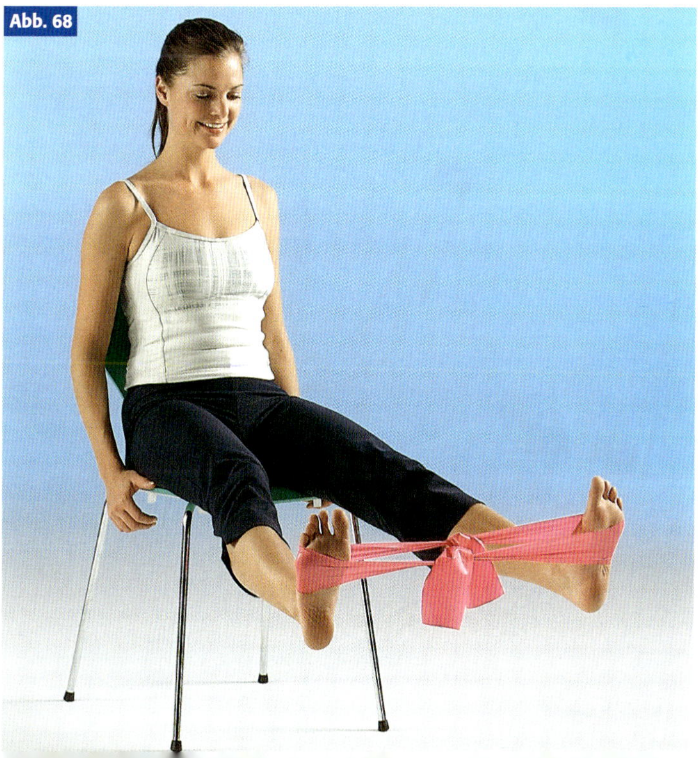

15. Übung

▶ Legen Sie das Thera-Band um ein Tischbein oder einen festen Pfosten und knoten Sie es zusammen.

▶ Dann greifen Sie es mit den Zehen und ziehen es am Boden entlang zu sich heran.

Variation 1:
Jetzt legen Sie das Thera-Band um den Vorderfuß und versuchen, das Band kraftvoll nach oben zu sich heranzuziehen (Abb. 69).

Variation 2:
Übung wie in Variation 1, aber dieses Mal lassen Sie die Ferse fest auf dem Boden stehen, während Sie das Band zu sich heranziehen.

Abb. 69

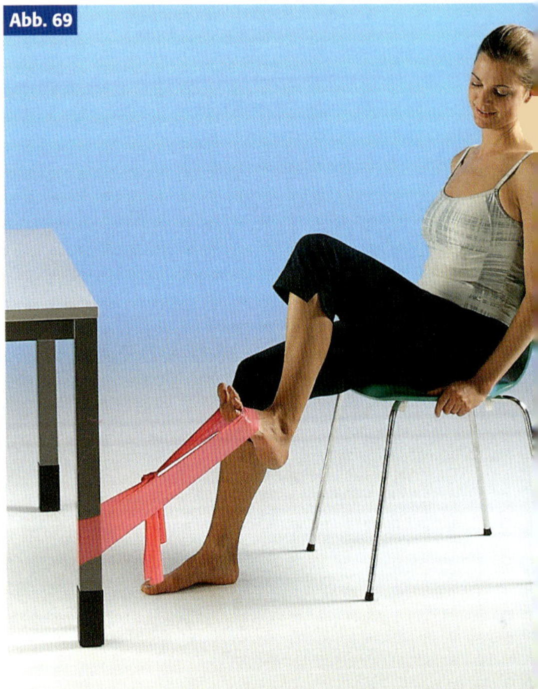

16. Übung

Legen Sie ein Thera-Band oder ein Seil vor sich:

▶ Formen Sie es mit den Zehen zu einem großen Kreis,

▶ zu einer liegenden Acht,

▶ zu einer spiralförmigen Schnecke,

▶ zu Buchstaben,

▶ zu Zahlen,

▶ zu beliebigen anderen Figuren (Abb. 70).

Abb. 70

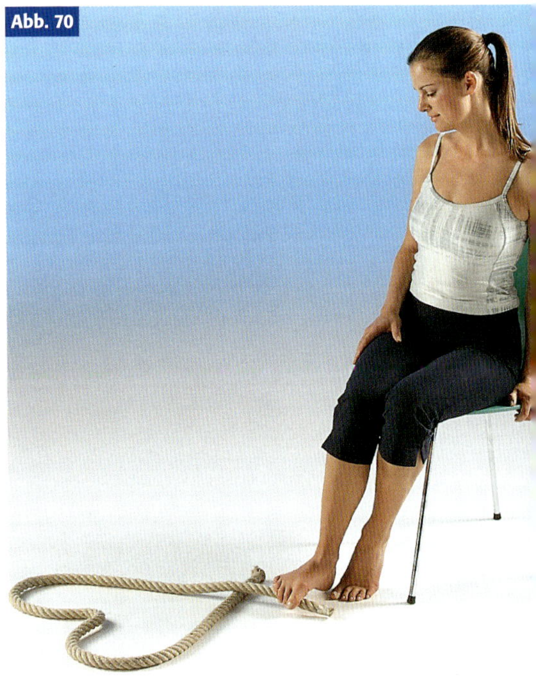

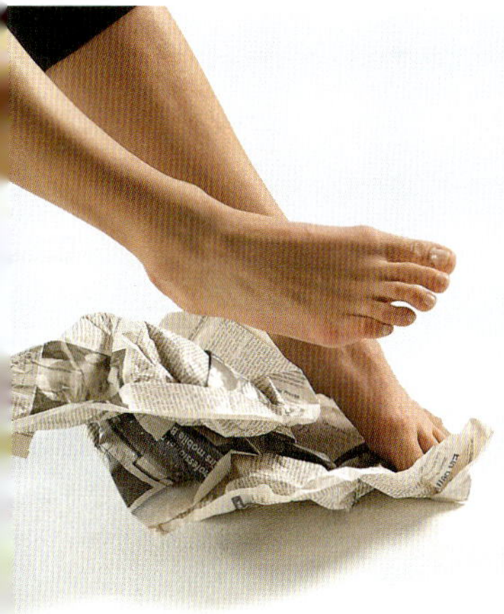

bb. 71 a

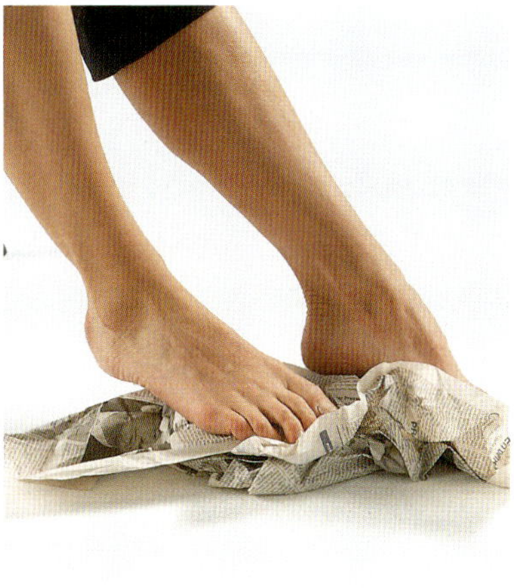

Abb. 71 b

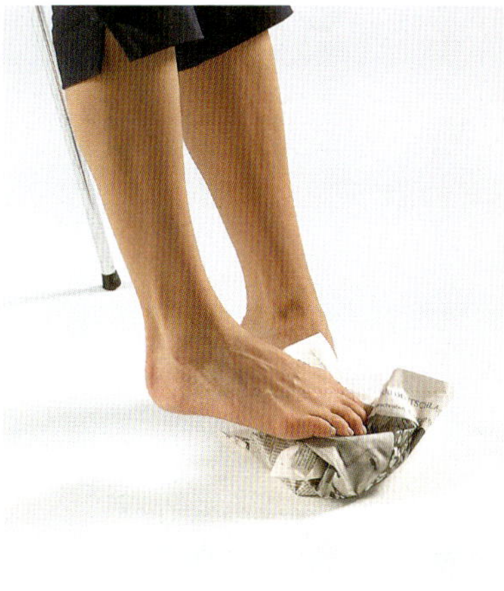

Abb. 71 c

17. Übung

Eine lustige und sehr effektive Übung, die Sie im Büro, beim Fernsehen oder sogar nach dem gemeinsamen Kaffeetrinken zusammen mit Ihren Freunden und Freundinnen machen können:

▶ Legen Sie ein ausgebreitetes doppeltes Zeitungsblatt vor sich auf den Boden. Knüllen Sie es nun mit beiden Füßen zusammen, bis aus dem Blatt ein schöner Ball geworden ist (Abb. 71 a, b, c).

a) Danach den Ball wieder »entknüllen«, das Zeitungsblatt mit den Füßen ausbreiten und versuchen, es glattzustreichen. Erneut einen Ball formen.

b) Mit dem entstandenen Ball spielen, ihn mit den Zehen greifen und hochwerfen oder zu einem Partner werfen, der ihn mit den Füßen wieder zurückwirft.

c) Mit mehreren Zeitungsblättern mehrere Bälle formen. Falls weitere Personen anwesend sind, könnte man dies auch als Wettbewerb veranstalten: Wer kann in welcher Zeit die meisten Bälle formen?

d) Den Zeitungsball mit den Füßen hin- und herrollen.

18. Übung (ohne Abb.)

Sehr effektiv und lustig ist auch folgende Zeitungsübung:

▶ Zerreißen Sie mit den Zehen ein ausgebreitetes doppeltes Zeitungsblatt.

▶ Ergreifen Sie danach jeden einzelnen Schnipsel mit den Zehen und entsorgen Sie ihn in einem daneben stehenden Papierkorb.

Übungsprogramm 3: Im Stehen und Gehen

Die folgenden Übungsbeschreibungen beziehen sich auf einen Innenraum – vielleicht Ihr Büro oder das Wohnzimmer. Wenn Sie die Möglichkeit haben, ist es natürlich noch günstiger, die Übungen ab und zu draußen auf der Wiese auszuführen:

1. Übung (ohne Abb.)

▶ Gehen Sie auf der Stelle, indem Sie abwechselnd die rechte und die linke Ferse anheben und wieder abstellen. Drücken Sie sich jeweils kräftig in den Zehenstand hoch.

▶ Wenn Sie wollen, können Sie sich bei dieser Übung an einer Stuhllehne abstützen.

Schwierigere Variation: Die gleiche Übung, aber mit gebeugten Knien ausführen.

2. Übung

▶ Heben Sie sich auf die Zehenspitzen und halten Sie diese Position eine Weile (Abb. 72). Dann rollen Sie langsam auf die Fußsohlen ab.

▶ Anschließend heben Sie die Vorderfüße so weit wie möglich an (Abb. 73). Danach die Füße wieder aufsetzen.

Variation: Abwechselnd die Außen- und Innenkante beider Füße abheben.

Abb. 72

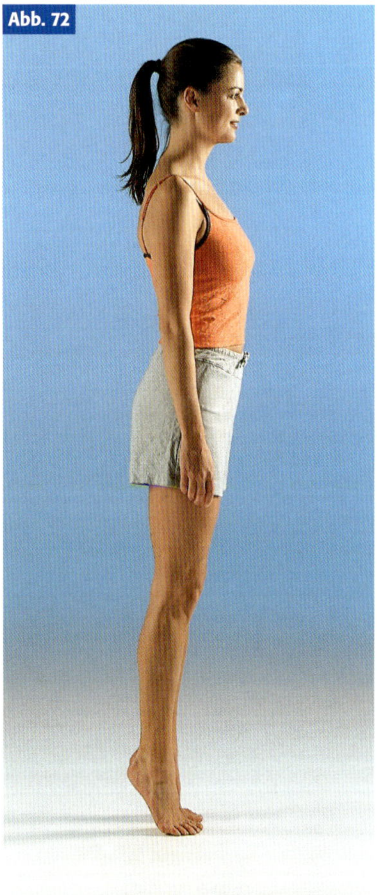

Abb. 73

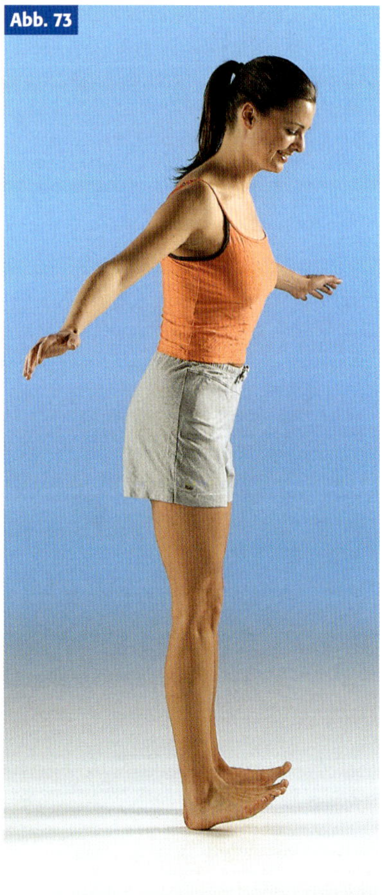

bb. 74

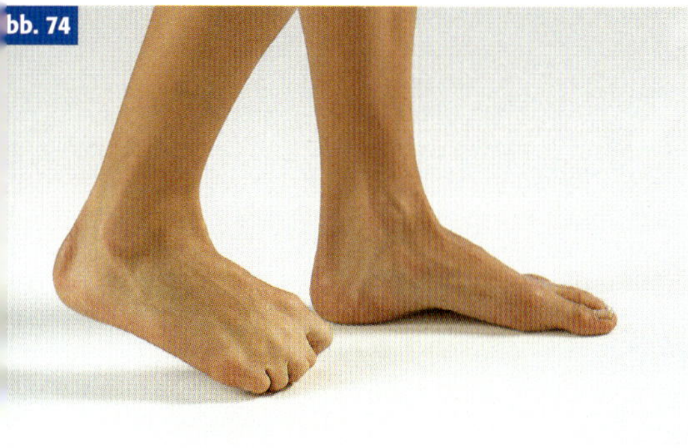

3. Übung

▶ Im Wechsel die Zehen des rechten und des linken Fußes einkrallen, dann die Ferse vorziehen und auf diese Weise im »Raupengang« jeweils mit einem Fuß vorwärts kommen (Abb. 74).

▶ Dann den Fuß wieder zurückziehen.

4. Übung

▶ Abwechselnd auf den Zehen, dann auf den Fersen durch das Zimmer gehen (Abb. 75 + 76).

5. Übung

▶ Stellen Sie sich auf die Zehen, dann die Fersen nach rechts drehen, absetzen, wieder anheben, nach links drehen und absetzen – im steten Wechsel (Abb. 77).

▶ Die Arme dazu gegengleich mitschwingen lassen oder sich mit den Händen auf einer Stuhllehne abstützen.

bb. 75

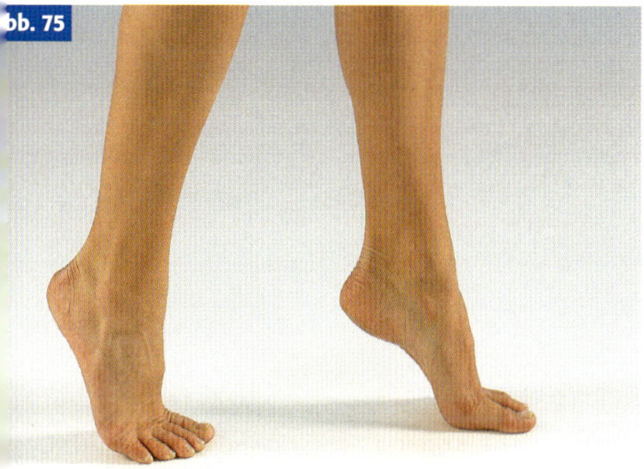

bb. 76

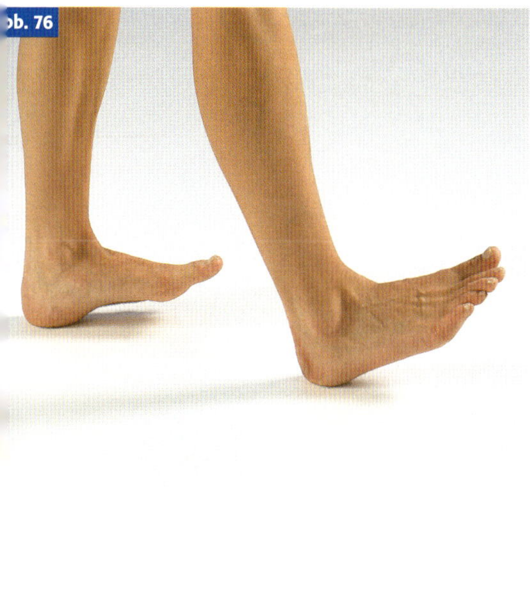

Abb. 77

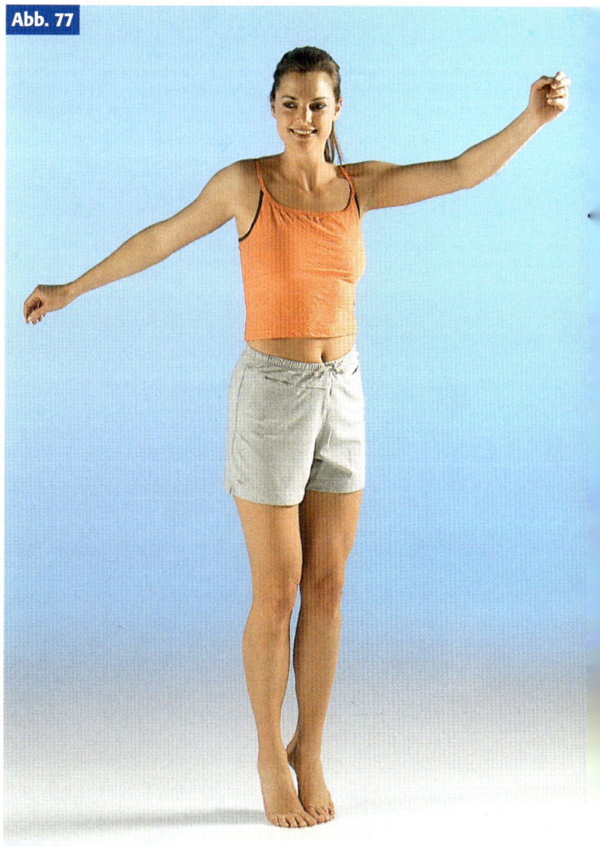

Abb. 78

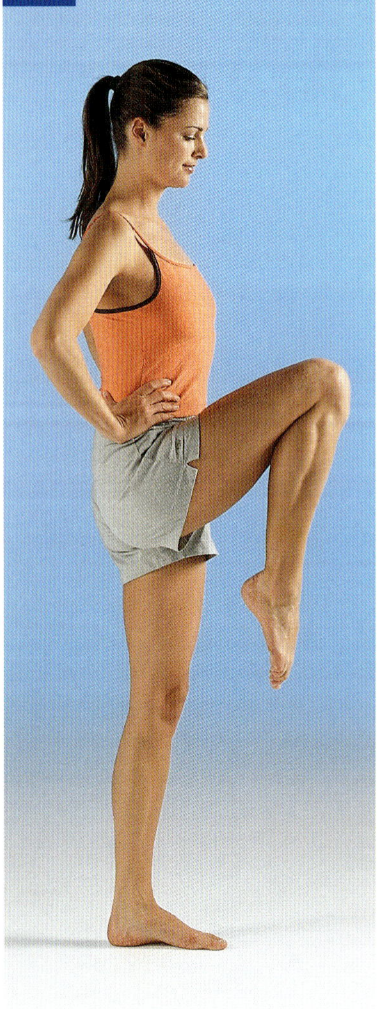

Abb. 79

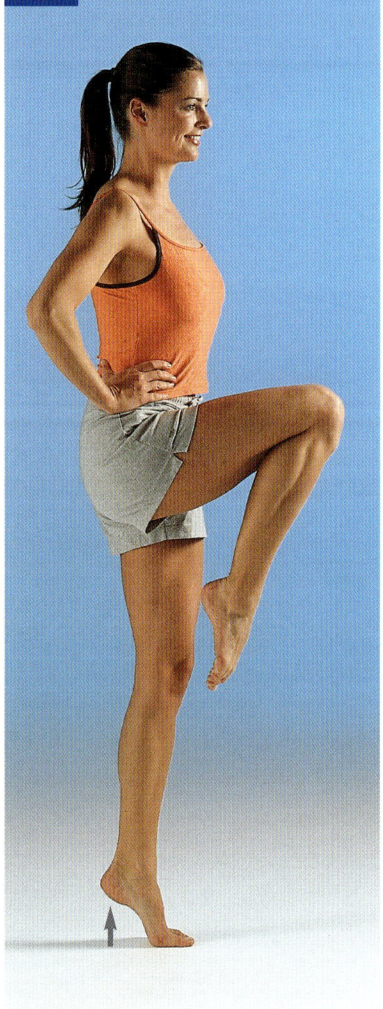

6. Übung

Eine besonders effektive Venenübung ist der »Storchengang«:

▶ Gehen Sie wie ein Storch durch das Zimmer, indem Sie abwechselnd ein Knie hoch anheben, dann den Fuß wieder abstellen (Abb. 78).

▶ Sie können diese Übung auch auf der Stelle machen und sich dabei auf ein Ballkissen stellen.

Variation: Noch wirkungsvoller ist der »hohe Storchengang«: Heben Sie sich mit dem linken Bein in den Zehenstand hoch und ziehen Sie gleichzeitig das rechte Knie so weit wie möglich nach oben (Abb. 79). Im Wechsel mit dem anderen Bein, entweder im Gehen oder auf der Stelle. Mit dieser Übung trainieren Sie auch Ihr Gleichgewichtsgefühl!

Abb. 80

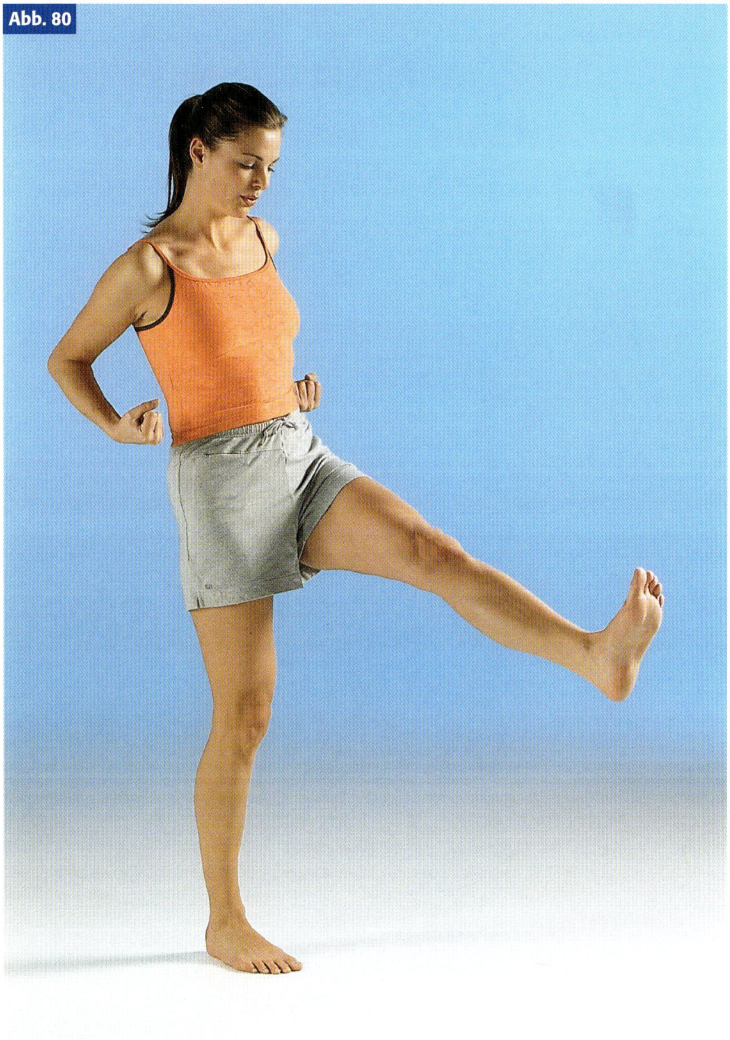

7. Übung

▶ Schleudern Sie im Wechsel den rechten und den linken Unterschenkel weit von sich weg (Abb. 80).

Variation 1: Halten Sie sich an einer Stuhllehne fest oder stützen Sie die Hände in der Taille ab und verlagern Sie das Gewicht auf das rechte Bein. Dann das linke Bein vor- und zurückschwingen. Danach wechseln: Gewicht auf das linke Bein verlagern und das rechte Bein vor- und zurückschwingen.

Variation 2: Mit dem Spielbein eine Acht schwingen. Ab und zu die Kreisrichtung wechseln.

Erschwert wird die Übung, wenn Sie sich mit dem Standfuß auf die Zehen stellen.

8. Übung

▶ Zeichnen Sie auf dem Boden mit den Zehenspitzen eine Acht, Kreise oder andere Figuren (siehe Abb. 59, S. 54).

▶ Dann wechseln zum anderen Bein.

Übungen im Stehen und Gehen mit unterschiedlichen Gegenständen

Auch hier können Sie die Übungen nicht nur drinnen, sondern auch im Freien machen, am besten auf einer Wiese. Diejenigen aus dem Abschnitt »Übungen im Sitzen mit unterschiedlichen Gegenständen« sind alle auch im Stehen möglich:

9. Übung

▶ Greifen Sie im Stehen die verschiedenen Gegenstände mit den Zehen, heben Sie sie hoch und halten Sie sie einige Sekunden fest, dann wieder ablegen (Abb. 81).

Variation: Die Gegenstände nacheinander mit den Zehen anheben und in eine Kiste einräumen.

Diese Übung macht auch Kindern großen Spaß!

Abb. 81

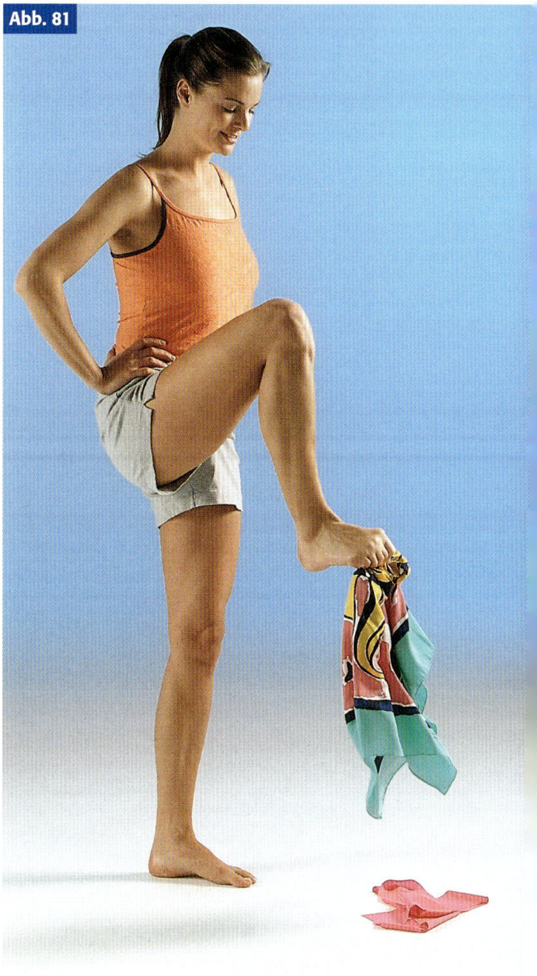

10. Übung

▶ Rollen Sie jeweils mit einem Fuß verschiedene Gegenstände vor und zurück, z. B. einen großen oder kleinen Noppenball, einen Bleistift, einen Fußroller, einen Stab oder Besenstiel, eine Teigrolle (siehe Abb. 63 + 64, S. 57).

11. Übung

▶ Halten Sie mit den Zehen beider Füße jeweils einen Bleistift oder ein Hölzchen fest (Abb. 82).

▶ Dann auf den Fersen durch das Zimmer – noch besser durch Gras – gehen.

Abb. 82

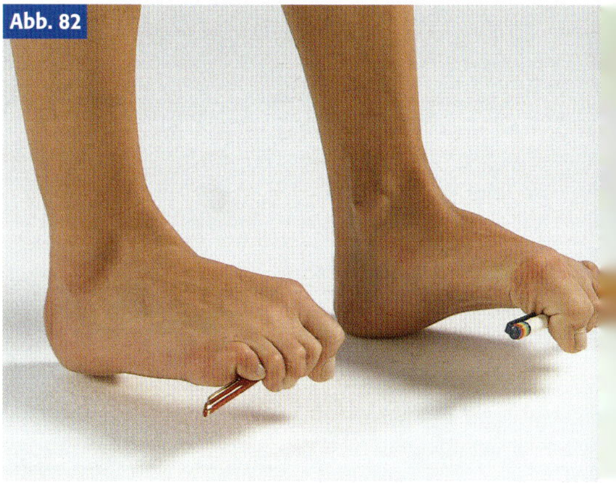

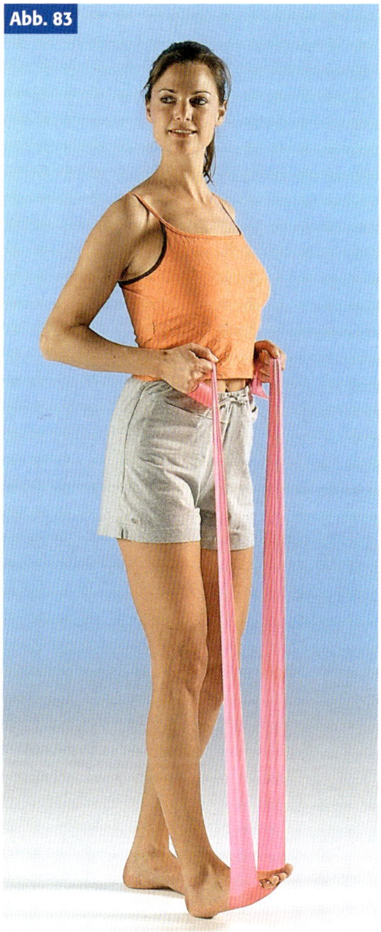
Abb. 83

13. Übung

▶ Legen Sie ein langes Seil auf den Boden. Es kann auch ein Gartenschlauch sein.

▶ Balancieren Sie nun darauf nach vorn, indem Sie einen Fuß vor den anderen setzen und jeden Fuß gut von der Ferse zur Zehenspitze langsam und bewusst abrollen (Abb. 84).

▶ Später auf dem Seil rückwärts gehen; die Zehenspitzen hinter die Ferse des anderen Beins setzen und von den Zehen zur Ferse langsam abrollen.

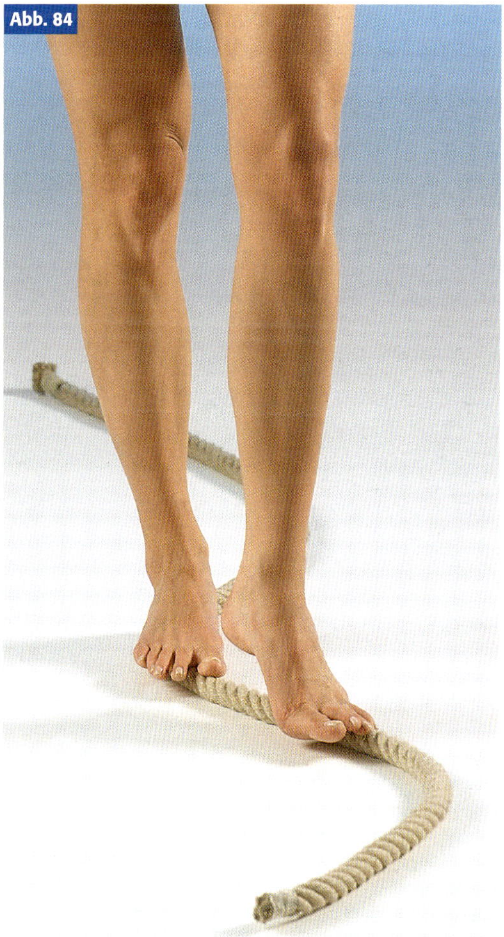
Abb. 84

12. Übung

▶ Legen Sie im aufrechten Stand ein Thera-Band unter den Zehen eines Fußes durch und halten Sie die Enden mit beiden Händen fest. Das Standbein sollte im Kniegelenk leicht gebeugt sein.

▶ Zuerst den Vorderfuß des Spielbeins im Fußgelenk beugen und gut hochziehen. Die Ferse bleibt am Boden. Dann den Fuß kräftig gegen das Thera-Band drücken (Abb. 83).

▶ Nach einigen Wiederholungen das Bein wechseln.

14. Übung

▶ Stellen Sie sich mit den Zehen auf die Querseite eines dicken Buches (z. B. Telefonbuch). Die Fersen berühren den Boden.
▶ Dann drücken Sie sich kräftig aus den Füßen heraus in den Zehenstand (Abb. 85).
▶ Die Spannung 6–10 Sekunden halten, dann die Fersen langsam absenken bis zum Boden.
▶ Jetzt ziehen Sie die Zehenspitzen so weit wie möglich hoch, halten die Spannung wieder 6–10 Sekunden, dann die Zehen senken.

Diese Übung sollten Sie so oft wie möglich zwischen Ihren Alltagstätigkeiten einschieben.

Abb. 85

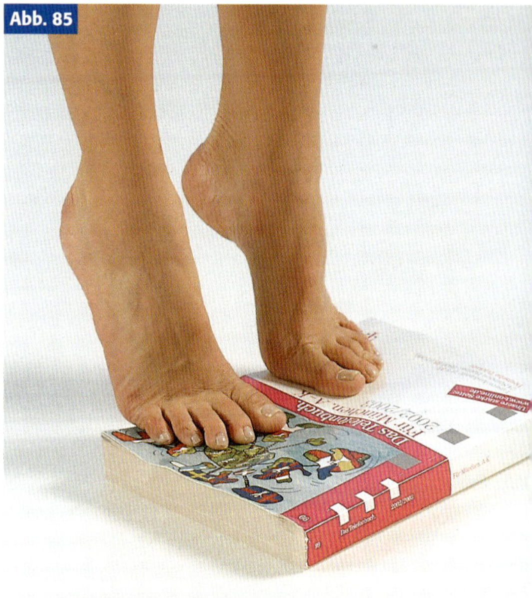

15. Übung

▶ Legen Sie ein Tuch auf den Boden und stellen Sie sich auf das vordere Teil.
▶ Dann krallen Sie die Zehen beider Füße ein und versuchen, es Stück für Stück unter die Zehen zu ziehen (Abb. 86).

Abb. 86

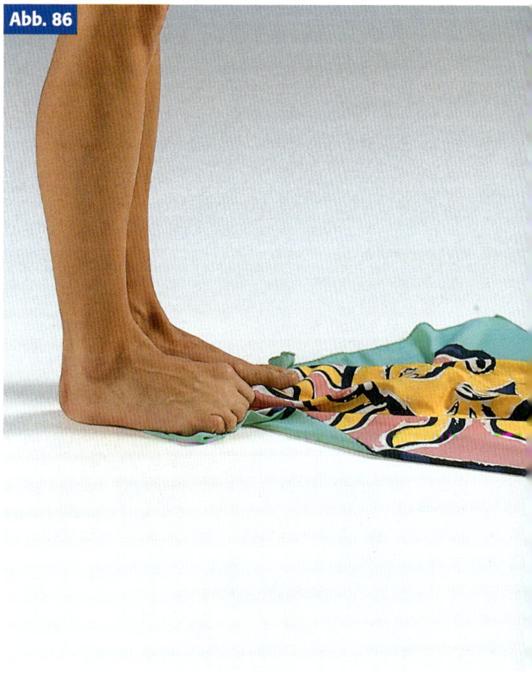

Abb. 87

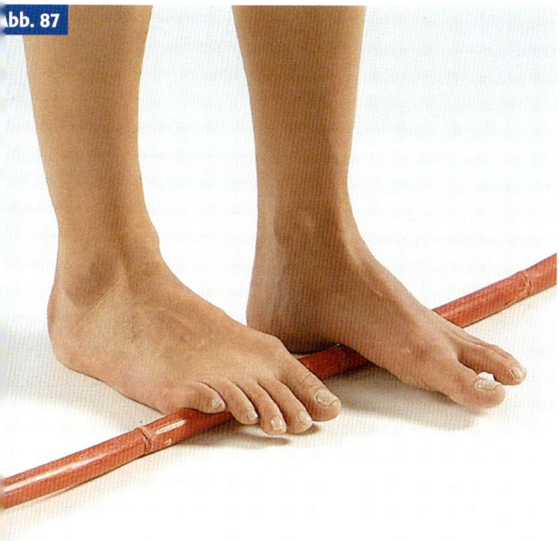

16. Übung

▶ Legen Sie einen Stab oder Besenstiel vor sich auf den Boden. Während die Fersen Bodenkontakt behalten, legen Sie die Zehen auf den Stab.

▶ Dann mit den Zehen den Stab fest umfassen und versuchen, diesen unter die Füße zu ziehen (Abb. 87).

▶ Die Spannung 6–10 Sekunden halten, dann lockerlassen.

17. Übung

▶ Stellen Sie sich vor eine Wand und lehnen Sie Ihren Rücken an.

▶ Dann heben Sie ein Bein etwas an und versuchen, durch das Bewegen Ihres Fußgelenks einen Luftballon in der Luft zu halten (Abb. 88).

Abb. 88

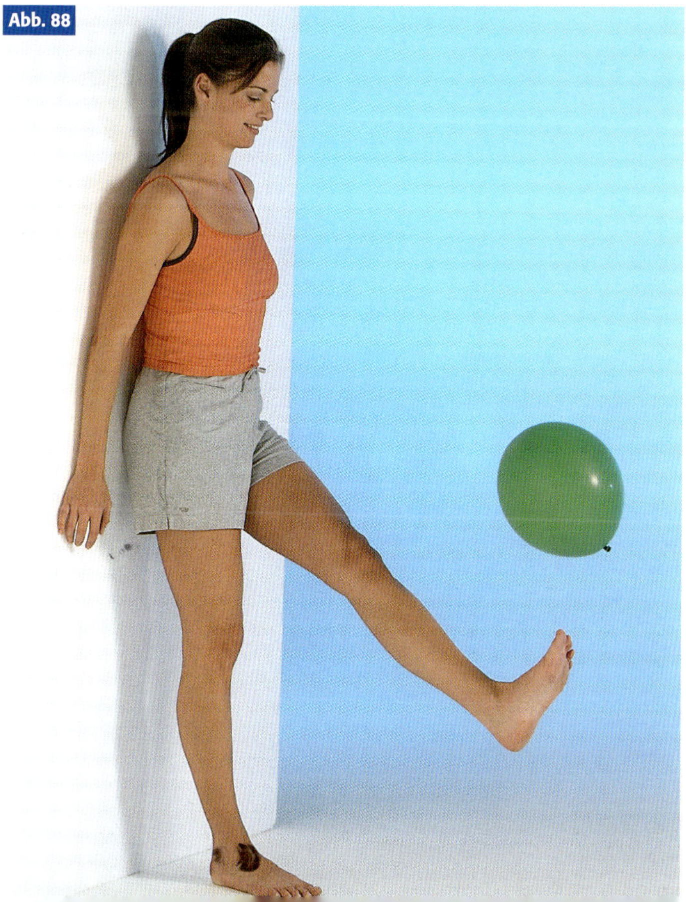

18. Übung

Hier eine ähnlich lustige Übung wie Übung 17 auf Seite 61:

▶ Legen Sie ein doppeltes Zeitungsblatt aus der Tageszeitung vor sich auf den Boden. Stehen Sie jeweils mit einem Fuß darauf und versuchen Sie, mit dem anderen Fuß die Zeitung zu zerreißen (Abb. 89). Machen Sie viele Schnipsel!

▶ Danach alle Teile mit den Füßen zusammenfassen und einen Ball daraus formen. Diesen werfen Sie nun abwechselnd mit dem rechten und dem linken Fuß hoch.

Abb. 89

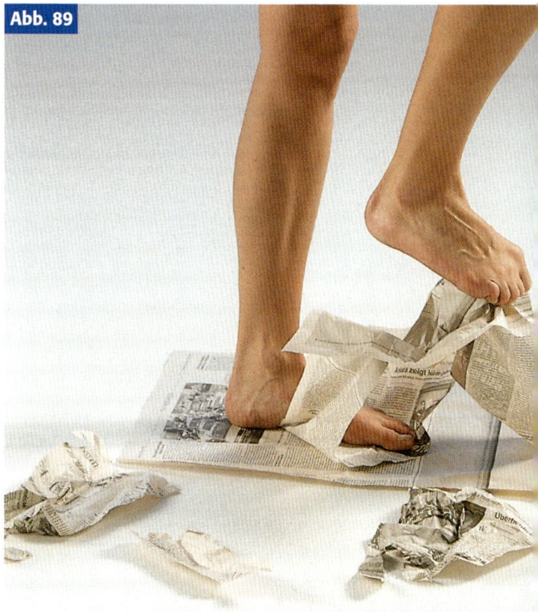

19. Übung

▶ Stellen Sie sich auf eine Treppenstufe, als ob Sie hinuntergehen wollten, auf einen Fußschemel oder etwas ähnlich Stabiles. Die Füße sollen nebeneinander stehen und die Zehenspitzen zeigen über die Stufenkante nach unten.

▶ Krallen Sie die Zehen ganz kräftig gegen die Kante, als ob Sie diese anheben wollten (Abb. 90).

▶ Die Spannung 6–10 Sekunden halten, dann lockerlassen.

Abb. 90

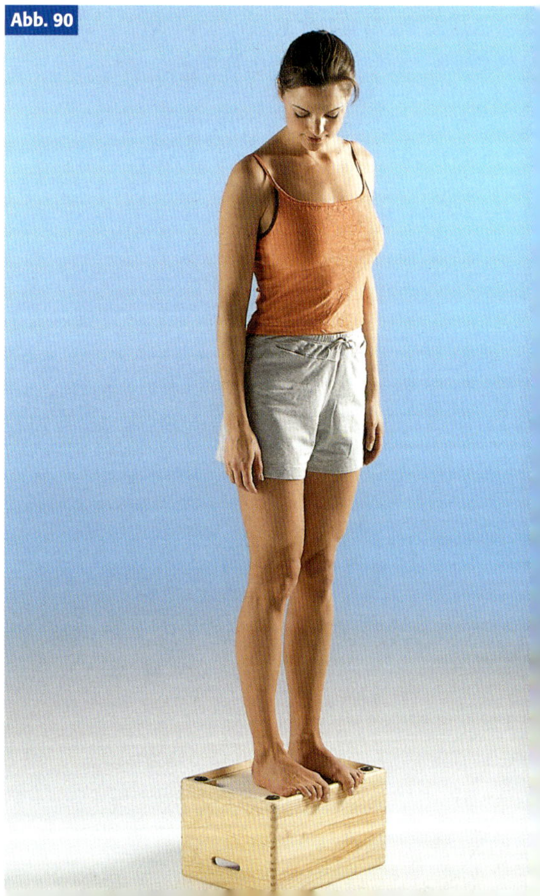

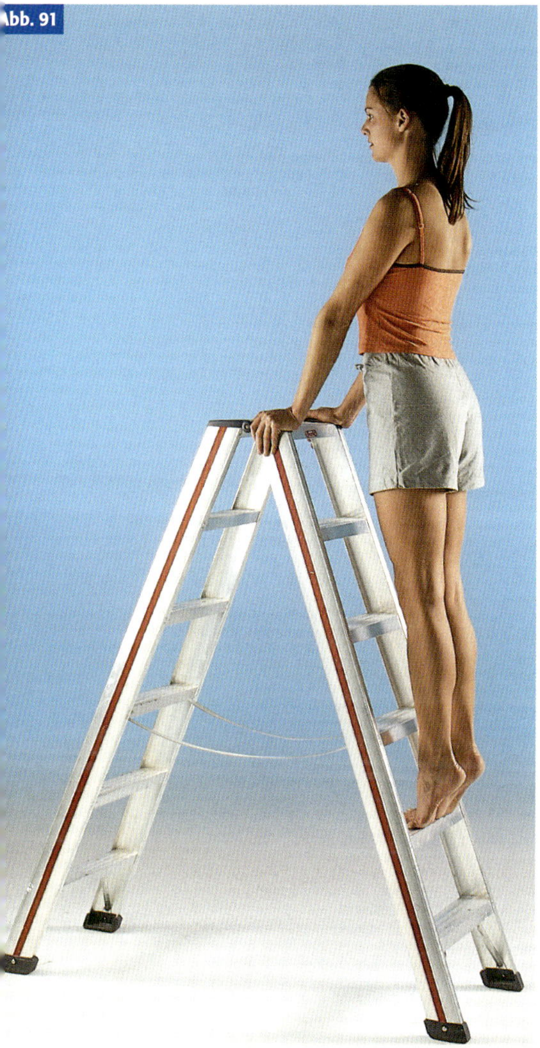

20. Übung

▶ Stellen Sie sich mit beiden Füßen so auf eine Treppenstufe oder Leiter, dass die Ferse sich in der Luft befindet; halten Sie sich dabei am Geländer oder wie hier an der Leiter fest.

▶ Nun drücken Sie sich kräftig in den Zehenstand und halten diese Position einige Sekunden lang (Abb. 91).

▶ Danach die Fersen senken und die Zehenspitzen vorn hochziehen. Auch diese Position einige Sekunden halten. Dies ist jedoch nur auf einer Treppenstufe möglich.

Dies ist nicht nur eine vorzügliche Dehnübung, sondern sie kräftigt obendrein auch die Wadenmuskulatur.

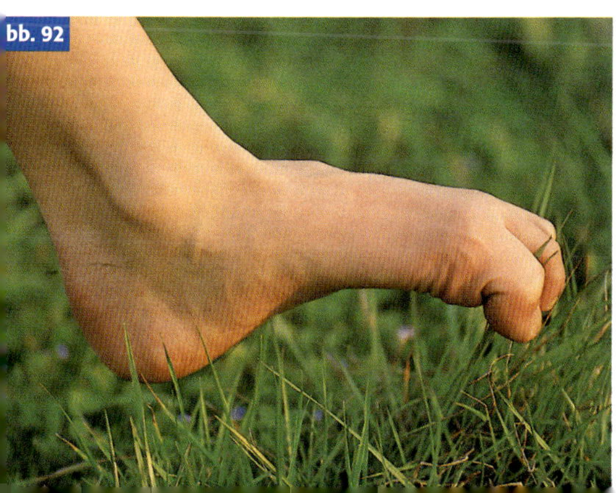

21. Übung

Eine Übung für draußen im Garten oder auf der Wiese:

▶ Versuchen Sie, mit den Füßen Gras, Löwenzahn und Ähnliches abzurupfen (Abb. 92).

Übungsprogramm 4: Mit dem Ballkissen

Das luftgepolsterte Ballkissen, das man in Sanitäts- oder Sportgeschäften erhält, oft auch bei Krankenkassen, eignet sich ganz besonders gut für Bein- und Venenübungen, denn mit seiner Hilfe lässt sich die Venenpumpe hervorragend aktivieren.

1. Übung

▶ Legen Sie das Ballkissen einen Schritt weit vor eine Wand und stellen Sie sich darauf. Strecken Sie die Arme etwa schulterhoch nach vorn und stützen Sie sich an der Wand ab.

▶ Rollen Sie abwechselnd den rechten und den linken Fuß von den Zehen bis zur Ferse langsam ab (Abb. 93). Auf dem Ballkissen wirkt diese Übung intensiver als ohne.

▶ Heben Sie abwechselnd das rechte und das linke Knie an (Abb. 94).

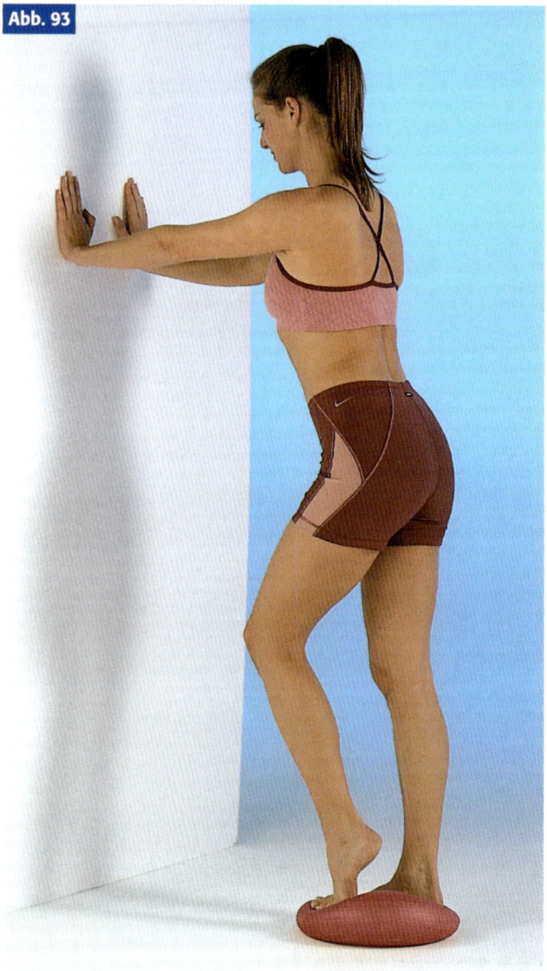
Abb. 93

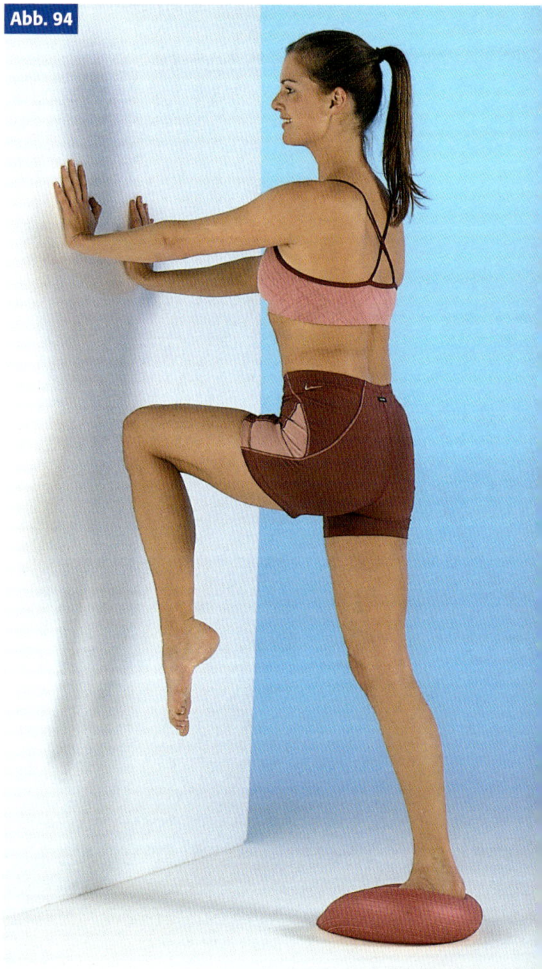
Abb. 94

Abb. 95

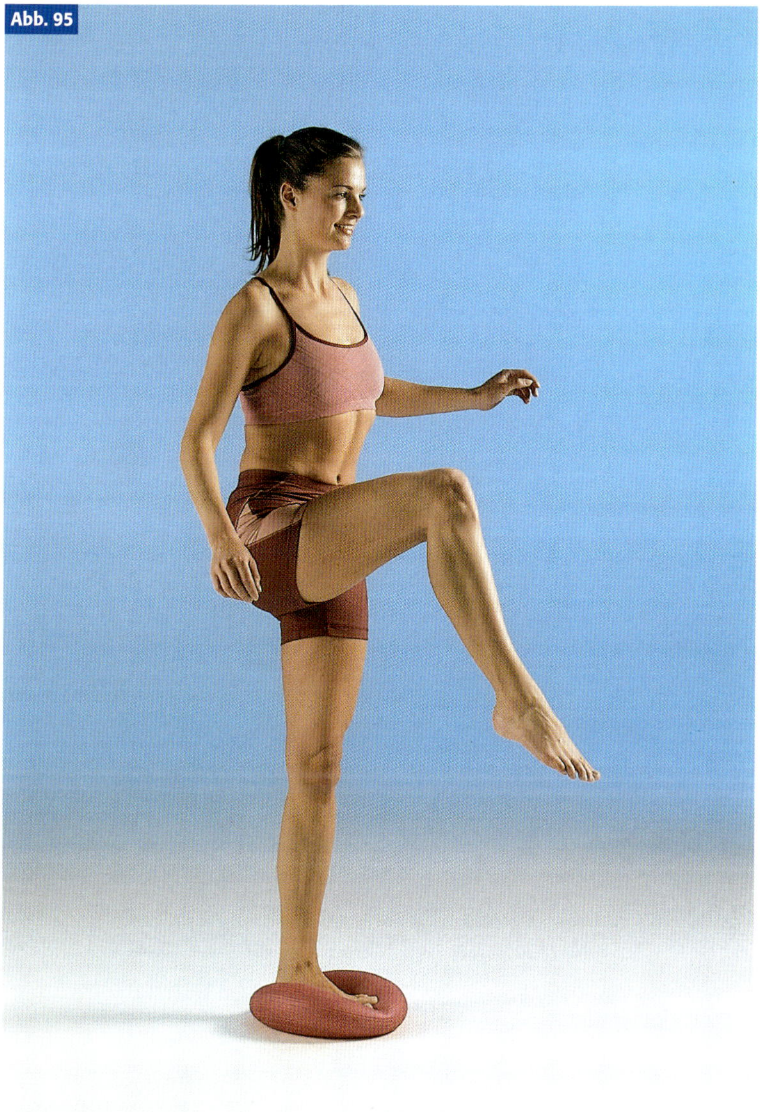

2. Übung

▶ Stellen Sie sich auf das Ballkissen. (Wenn Sie sich neben einen Stuhl oder eine Wand stellen, bietet Ihnen dies anfangs Sicherheit, denn Sie können sich schnell festhalten, falls Sie das Gleichgewicht verlieren.) Das Ballkissen eignet sich übrigens auch sehr gut zur Schulung oder Verbesserung des Gleichgewichtssinns.

▶ »Gehen« Sie nun auf dem Ballkissen, indem Sie jeweils ein Knie besonders weit nach oben ziehen (Abb. 95). Die Arme dabei gegengleich mitschwingen.

3. Übung

Stellen Sie sich auf das Ballkissen:

- ▶ Drücken Sie die linke Fußsohle nach unten und heben Sie gleichzeitig die rechte Ferse an, so dass nur noch die Zehenspitzen das Ballkissen berühren (Abb. 96).
- ▶ Dann umgekehrt. Zuerst im schnellen, dann im langsameren Wechsel.

Erspüren Sie bewusst die Anspannung der Wadenmuskulatur in dem Bein, dessen Ferse Sie gerade anheben.

4. Übung

▶ Stellen Sie sich auf das Ballkissen, dann verlagern Sie das Gewicht abwechselnd nach vorn auf die Zehenspitzen und nach hinten auf die Fersen (Abb. 97 a + b).

Variation: Sie stehen wieder auf dem Ballkissen: Die Fußsohlen bleiben dieses Mal fest auf dem Ballkissen stehen. Kreisen Sie die Füße aus den Fußgelenken heraus abwechselnd links und rechts herum.

Abb. 96

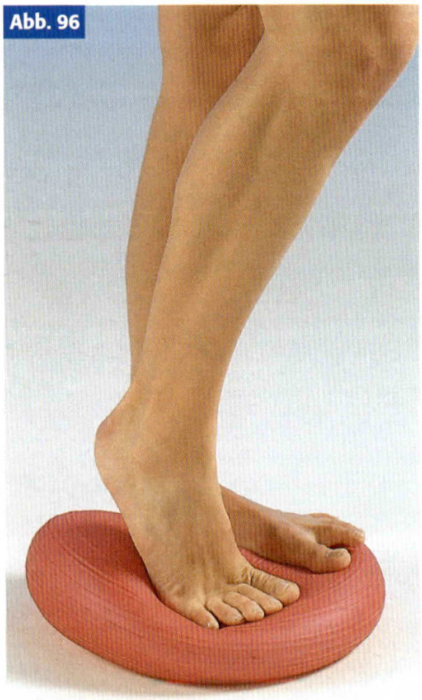

Abb. 97 a

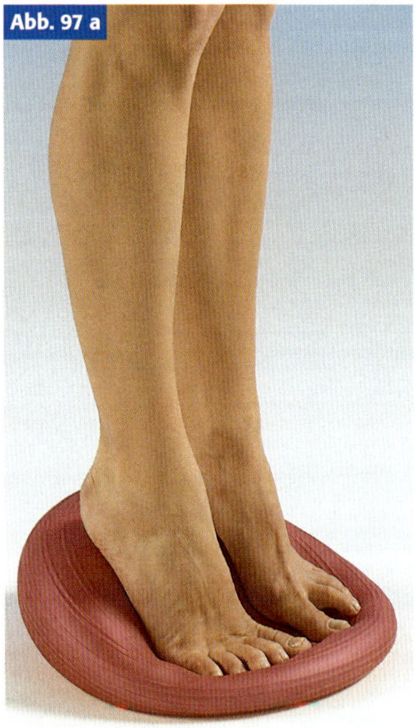

Abb. 97 b

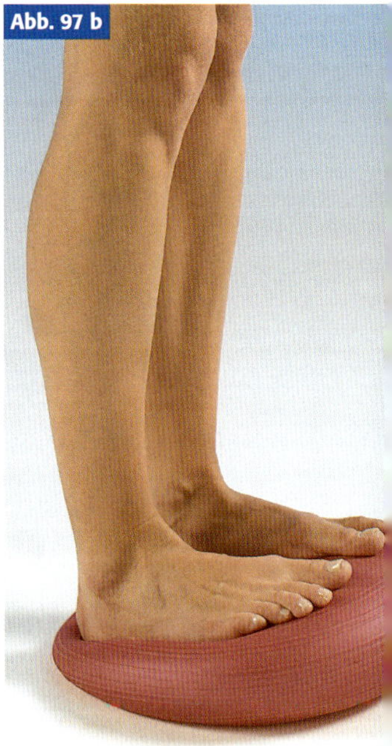

Sichern Sie bei diesen Übungen mit dem Ballkissen Ihren Stand, indem Sie entweder hinter einem Stuhl stehen und sich somit an der Lehne festhalten oder vor einer Wand, an der Sie sich abstützen können.

5. Übung

▶ Setzen Sie sich auf einen Stuhl und stellen Sie die Füße auf das Ballkissen.

▶ Drücken Sie dann abwechselnd den rechten und linken Fuß nach unten auf das Kissen (Abb. 98).

Diese Übung ist gut im Büro möglich, wenn Sie das Ballkissen auf dem Boden vor sich unter dem Schreibtisch liegen haben. Auch abends vor dem Fernseher können Sie sie leicht nebenbei machen.

Abb. 98

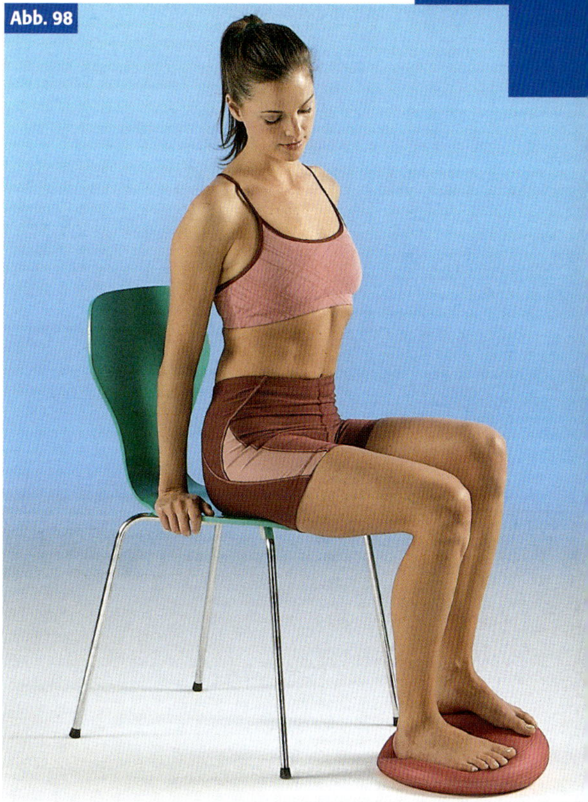

6. Übung

▶ Begeben Sie sich in den Vierfüßlerstand, also auf die Hände und die Knie, und stellen Sie die Zehen und Zehenballen auf das Ballkissen.

▶ Senken Sie den Oberkörper und stützen Sie sich auf den Unterarmen ab. Heben Sie die Knie ein wenig an, dann mit den Füßen auf der Stelle auf dem Ballkissen »gehen« (Abb. 99).

▶ So lange Sie wollen.

Abb. 99

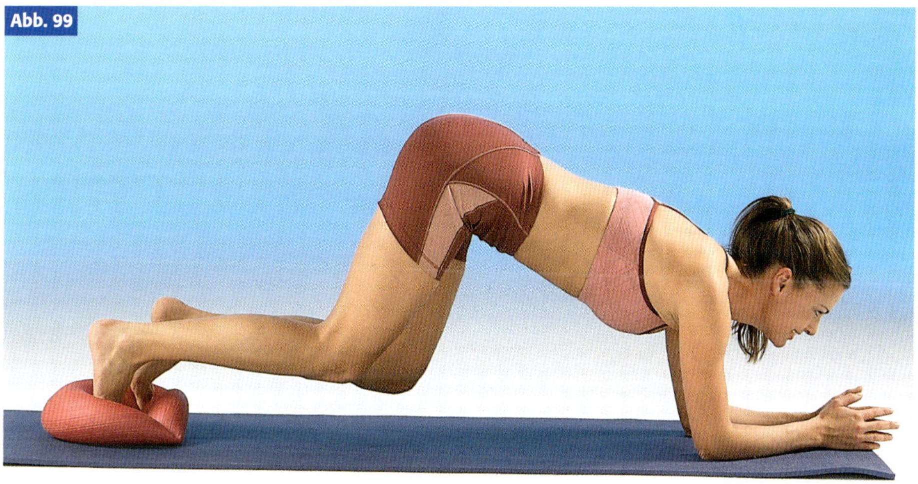

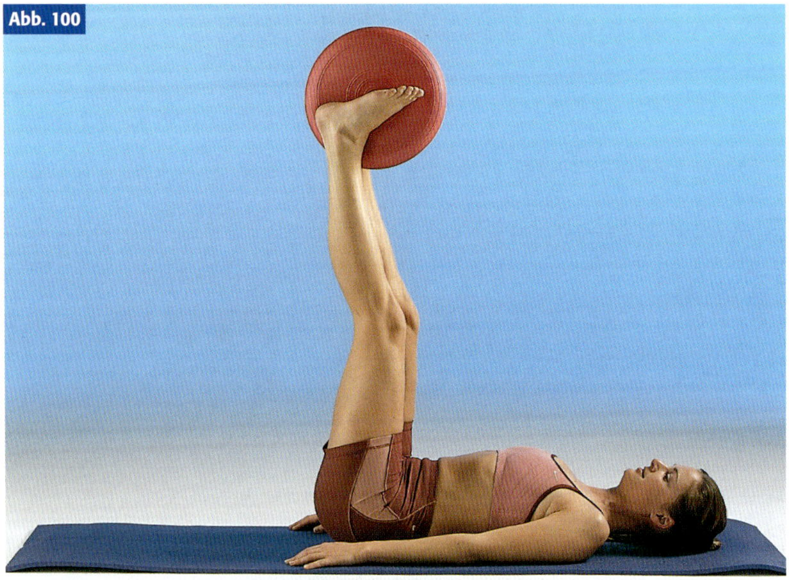
Abb. 100

7. Übung

▶ Legen Sie sich mit dem Rücken auf den Boden, klemmen Sie das Ballkissen zwischen die Füße und strecken Sie die Beine senkrecht hoch (Abb. 100).

▶ Drücken Sie dann das Ballkissen mindestens 6–10 Sekunden lang kräftig zusammen, dann lockerlassen. Wiederholen.

Variation: Wie oben, jedoch zudem noch die Zehen beugen und strecken, bzw. einkrallen und strecken.

8. Übung

▶ Legen Sie sich mit dem Rücken auf den Boden; die Beine anwinkeln und die Füße auf das Ballkissen stellen. Dann das Becken anheben und mit den Füßen auf dem Ballkissen »gehen« (Abb. 101).

▶ Nach 6–10 Sekunden das Becken wieder gelöst ablegen und die Füße ruhen lassen.

Variation: Beide Füße im Wechsel auf die Zehen und auf die Fersen stellen (Fußschaukel).

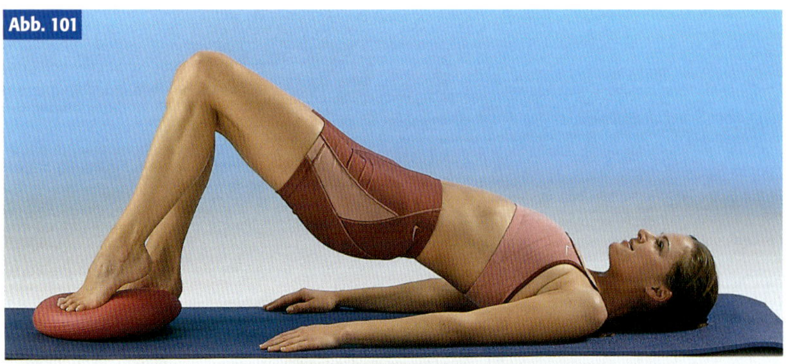
Abb. 101

Spezielles Venentraining

Übungsprogramm 1: Für zwischendurch im Büro

Stundenlanges, bewegungsloses Sitzen tut den Venen nicht gut. Deshalb sollten Sie auch und vor allem im Büro in einem ruhigen Moment Ihre Beine hochlegen, um die Venen zu entlasten (Abb. 102). Im Büro sollte jeder auf oder neben dem Schreibtisch einen kleinen Noppenball liegen haben, denn mit ihm bieten sich viele Übungsmöglichkeiten für den Nacken, den Rücken, die Hände und natürlich auch für die Füße an. Ebenso zu empfehlen ist ein Thera-Band, das sich leicht in der Schreibtischschublade verstauen lässt. Wer es noch besser mit sich meint, ist gut bedient, wenn er auch ein luftgepolstertes Ballkissen (siehe dazu auch das Übungsprogramm mit dem Ballkissen, Seite 72–74) zur Verfügung hat.

Üben Sie, wann immer Sie können, möglichst ohne Schuhe.

1. Übung (ohne Abb.)

▶ Auch im Büro sollte man so oft wie möglich aufstehen und umhergehen.

▶ Als Übung für die Venen sollten Sie auch einmal auf Zehenspitzen im Raum umhergehen, danach eine Weile auf den Fersen.

2. Übung

Ein wunderbares Venentraining ist diese Übung:

Abb. 102

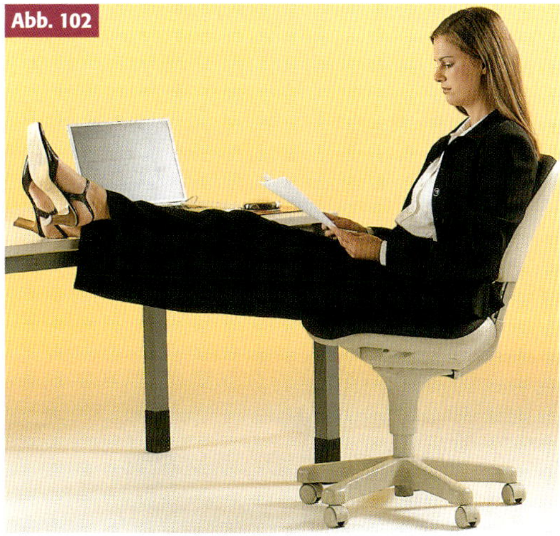

▶ Stellen Sie sich mit beiden Füßen auf das luftgepolsterte Ballkissen und »gehen« Sie auf der Stelle (Abb. 103).

▶ Ziehen Sie hin und wieder die Knie höher, dann wieder weniger hoch.

▶ Setzen Sie sich später auf einen Stuhl und stellen Sie die Füße wieder auf das am Boden liegende Ballkissen. Jetzt im Sitzen auf dem Ballkissen »gehen«.

Abb. 103

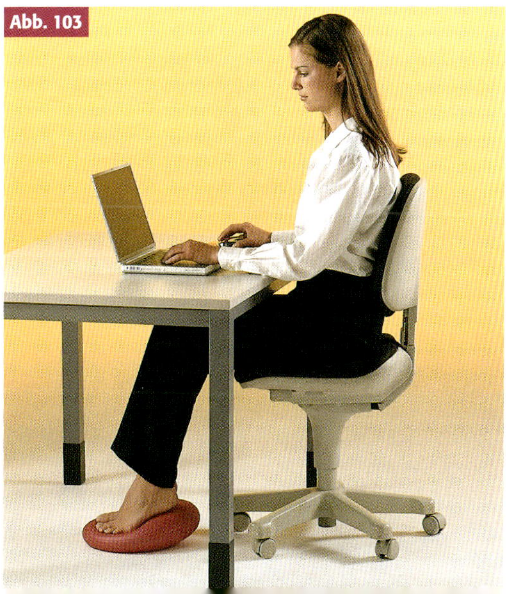

3. Übung

▶ Legen Sie abwechselnd den rechten und den linken Fuß auf einen kleinen Noppenball und rollen Sie den Fuß vor und zurück.

▶ Noch besser: Legen Sie jeden Fuß auf einen kleinen Noppenball und rollen Sie beide Füße gleichzeitig vor und zurück, dann gegengleich (Abb. 104).

Diese Übung lässt sich auch während des Telefonierens ausführen!

4. Übung

Legen Sie verschiedene Utensilien – wie Bleistifte, Tempotaschentücher, einen Schal, ein Thera-Band, einen Radiergummi oder eine ausgelesene Zeitungsseite – auf den Boden:

▶ Versuchen Sie, die Gegenstände nacheinander mit den Zehen zu greifen, hochzuheben und wieder abzulegen. Entweder mit beiden Füßen gleichzeitig oder abwechselnd (Abb. 105). Ein Thera-Band, ein Tuch oder Schal lässt sich auch mit Socken an den Füßen gut greifen.

Abb. 104

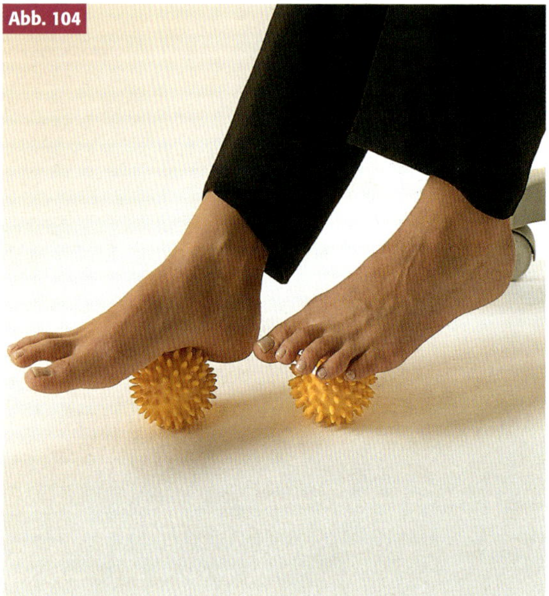

Abb. 105

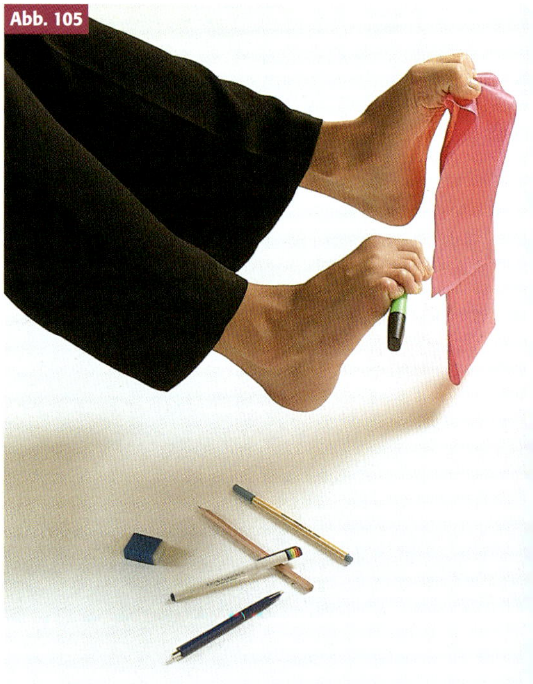

Abb. 106

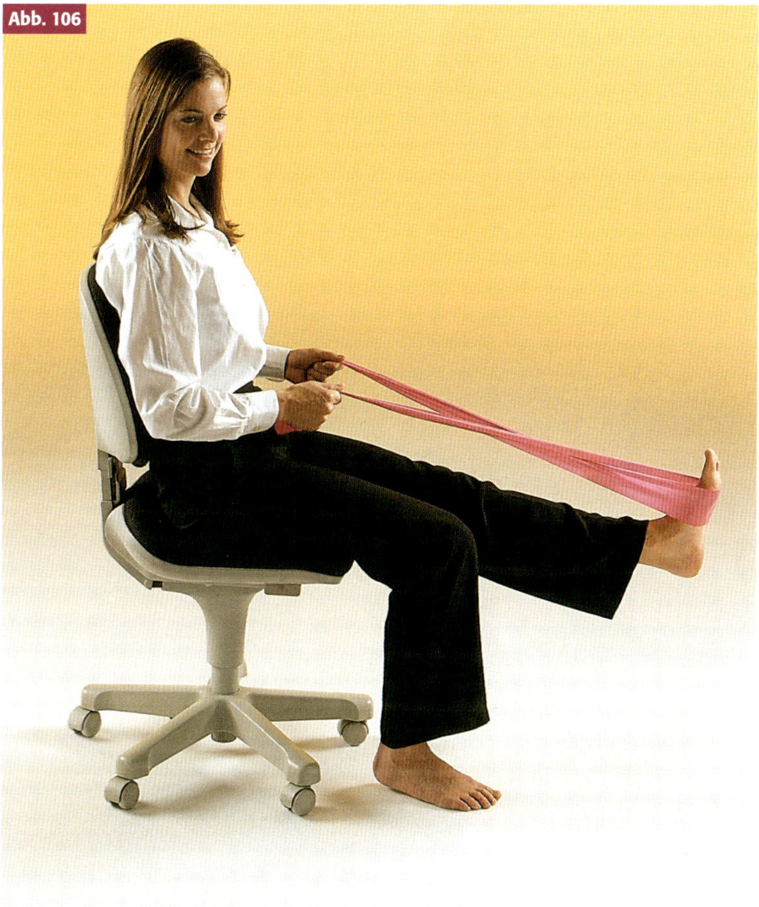

5. Übung

▶ Strecken Sie im Sitzen das rechte Bein aus und legen Sie ein Thera-Band gekreuzt um den Vorderfuß, die Enden halten Sie mit den Händen fest.

▶ Ziehen Sie zuerst den Vorderfuß mit dem Thera-Band so nah wie möglich zum Körper heran und spüren Sie die Dehnung in der Wade (Abb. 106).

▶ Drücken Sie dann den Vorderfuß kräftig gegen das elastische Band. Mindestens 6–10 Sekunden, dann lockerlassen.

▶ Danach 4–6-mal mit dem anderen Bein üben.

Variation 1: Aus der gleichen Ausgangsstellung den Fuß rechts, dann links herum kreisen. Mit dem Band immer etwas Widerstand geben.

Variation 2: Den Vorderfuß im Wechsel gegen den Widerstand des Thera-Bands nach außen und innen drücken.

Variation 3: Wiederholen Sie diese Übungen, indem Sie die Ferse am Boden halten. Legen Sie dann beide Füße in die Schlaufe des Thera-Bands und führen Sie die genannten Übungen mit beiden Füßen gleichzeitig aus.

6. Übung

Stellen Sie sich hinter den Schreibtischstuhl und legen Sie beide Hände auf die Lehne:

- Drücken Sie sich nun kräftig aus den Fußgelenken heraus in den Zehenstand (Abb. 107). Verharren Sie 6–10 Sekunden in dieser Position.
- Dann die Fersen senken, die Zehenspitzen vorn hochziehen und in der Dehnposition 10–30 Sekunden bleiben (Abb. 108).

Abb. 107

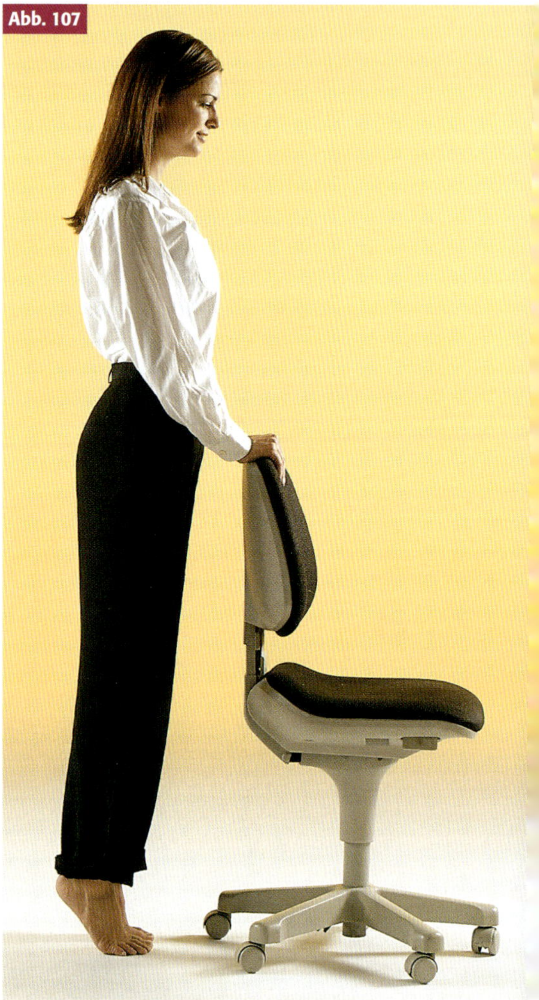

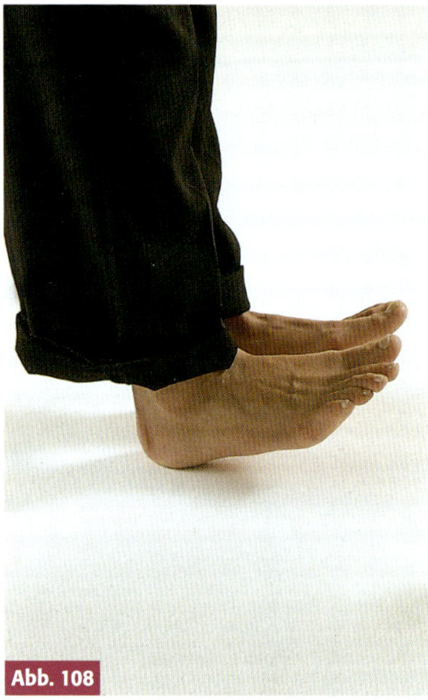

Abb. 108

7. Übung

- Stellen Sie sich auf ein Telefonbuch und krallen Sie die Zehen vorn um den Rand des dicken Buches (Abb. 109).
- Halten Sie die Spannung 6 bis 10 Sekunden, dann loslassen.

Diese Übung können Sie auch im Sitzen machen, indem Sie ein dickes Buch unter Ihre Füße legen.

Abb. 109

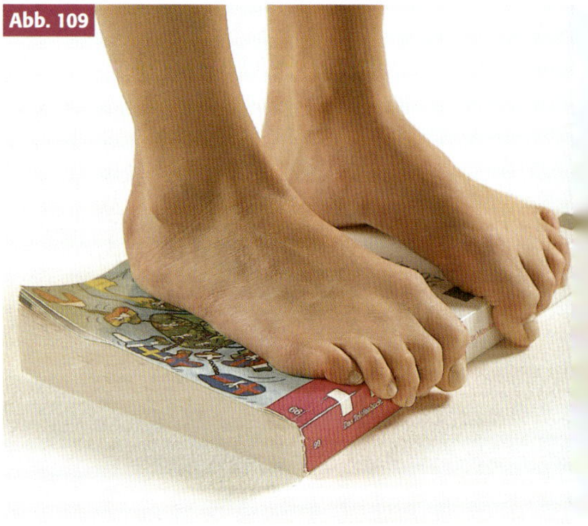

Übungsprogramm 2:

Bei langen Bahn-, Bus- und Autofahrten

Während langer Fahrten mit dem Bus, der Bahn oder dem Auto sollte man die Füße und Beine im Sitzen immer wieder bewegen, zwischendurch aufstehen und auf jeden Fall auch Pausenzeiten sinnvoll nutzen. Ihre Beine (und Ihre Venen) werden es Ihnen danken!

1. Übung (ohne Abb.)
Eine Übung für Bahn- und Busfahrer sowie den Beifahrer im Auto:

▶ Strecken Sie ein Bein unter den Sitz der vor Ihnen sitzenden Person; als Beifahrer im Auto oder im Zug strecken Sie das Bein einfach nach vorn.

▶ Bewegen Sie dann das Fußgelenk, indem Sie ein paar Mal die Fußspitze anziehen und wieder strecken; danach den Fuß zuerst in die eine, dann in die andere Richtung kreisen.

▶ Zum anderen Bein wechseln.

Übungen für kurze Haltepausen und auf dem Rastplatz

Haltepausen sollten unbedingt für Bein- und Venenübungen genutzt werden. Optimal ist es, wenn man eine kombinierte Atem- und Beinvenenübung einplant. Die Übungen lassen sich selbstverständlich auch im Zug ausführen; suchen Sie sich einfach einen geeigneten Platz im Gang:

2. Übung
Ein kleiner Noppenball passt in jedes Handgepäck und in jede Handtasche. Er sollte auf Reisen immer dabei sein. Diese Übung machen Sie am besten während einer kurzen Haltepause ohne Schuhe:

▶ Legen Sie den Noppenball unter die linke Fußsohle und kreisen Sie mit dem Fuß immer wieder darüber, natürlich ohne Schuhe (Strümpfe stören nicht), vor und zurück (Abb. 110).

▶ Kreisen Sie nun mit der Fußsohle über den Noppenball und zwar die Ferse, den Mittelfuß und danach auch den Vorderfuß.

▶ Wechseln Sie ab und zu das Bein.

Abb. 110

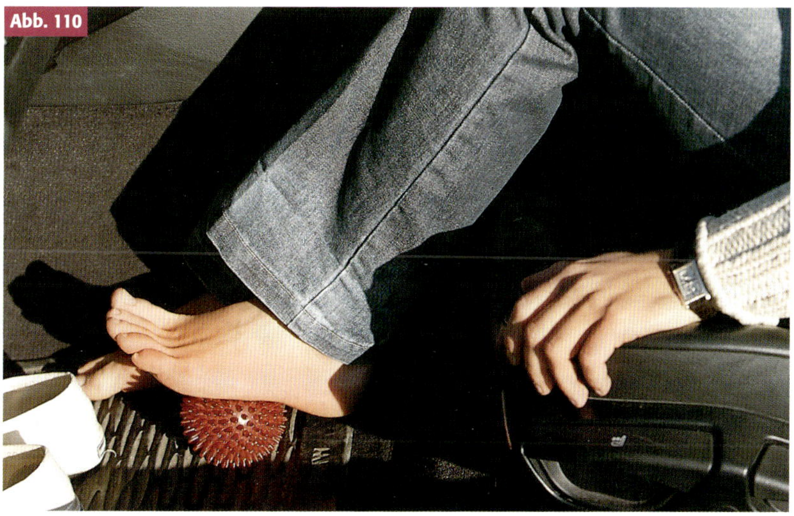

3. Übung

▶ Streichen Sie Ihre Beine vom Fußknöchel nach oben bis zum Knie oder noch besser bis zum Oberschenkel in langsamen Bewegungen aus (Abb. 111).

▶ Zuerst das rechte Bein 4–6-mal, dann das linke.

Variation: Stellen Sie sich vor einen am Boden liegenden Baumstamm oder vor eine Bank. Nun einen Fuß draufstellen und das Bein wie oben ausstreichen. Nach einer Weile wechseln und das andere Bein ausstreichen.

Abb. 111

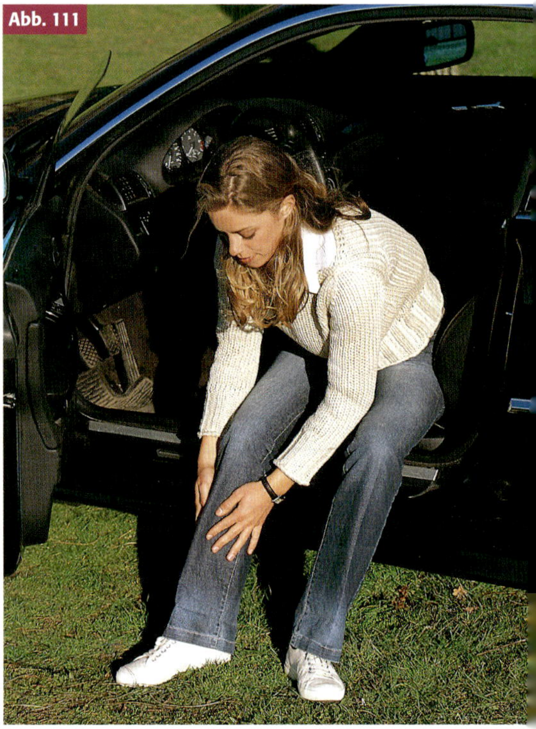

4. Übung

▶ Setzen Sie sich mit dem Gesäß ganz zurück und halten Sie den Rücken aufrecht (im Bus können Sie mit dem Gesäß auch etwas weiter vorn sitzen). Die Knie sind hüftbreit geöffnet. Legen Sie dann beide Hände an die Innenseiten der Knie und geben Sie mit diesen Widerstand (Abb. 112).

▶ Die Knie kräftig gegen den Widerstand der Hände nach innen drücken, ohne dass sich diese nach innen bewegen (isometrische Anspannung).

▶ Die Spannung 6–10 Sekunden halten, dann entspannen. Wiederholen.

Variation: Wie oben, jedoch zuerst die Zehenspitzen hochziehen und die Fersen in den Boden drücken.

Abb. 112

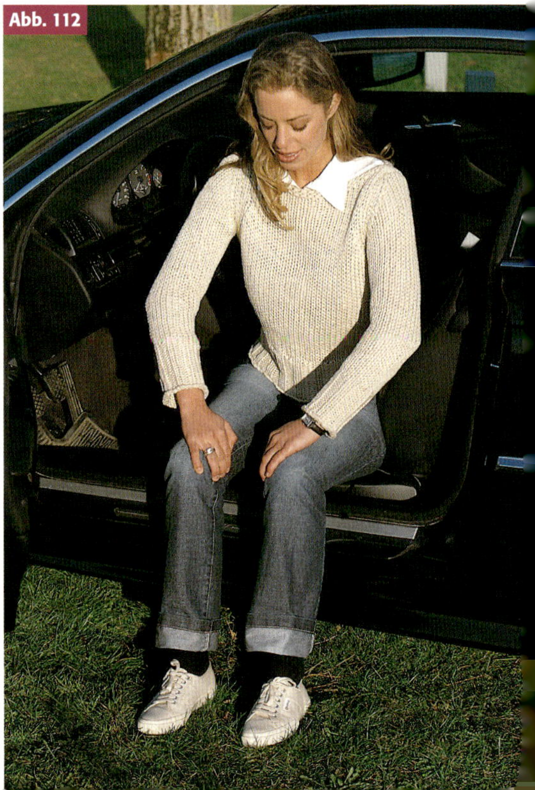

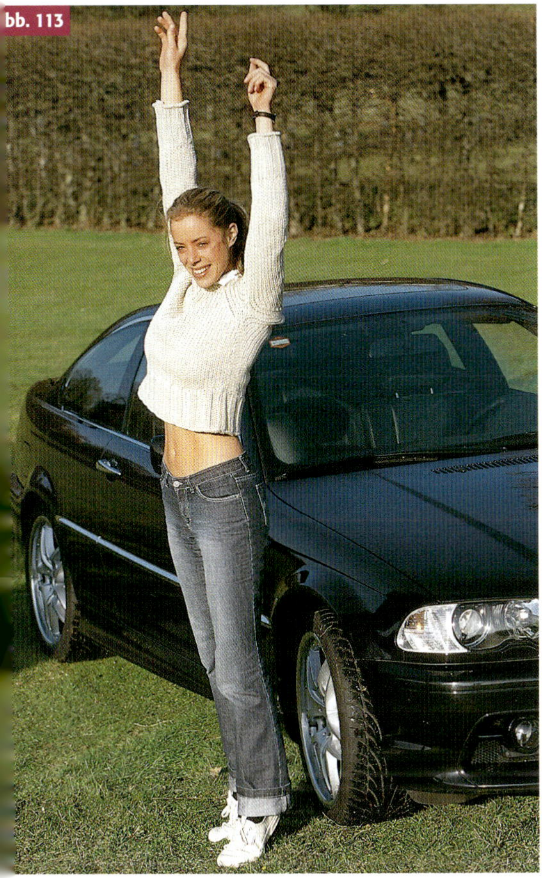

bb. 113

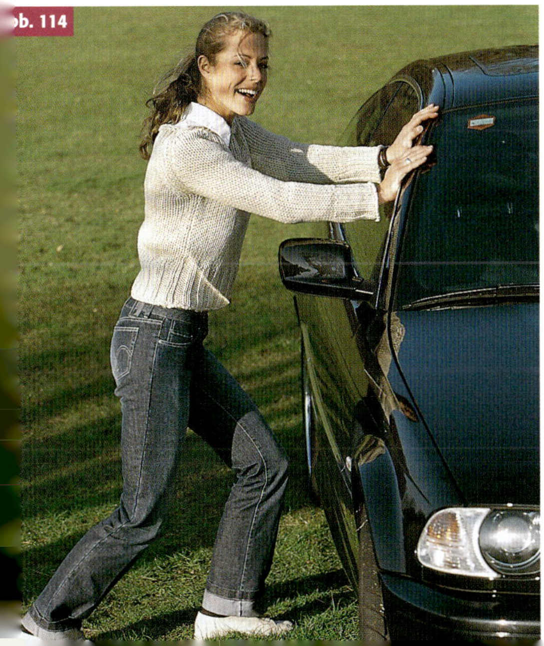

b. 114

5. Übung

- Stellen Sie sich vor das Auto oder den Bus und grätschen Sie leicht die Beine.
- Dann die Arme weit nach oben anheben und die Fingerspitzen dem Himmel entgegenstrecken. Gleichzeitig heben Sie sich in den Zehenstand (Abb. 113).
- Atmen Sie in dieser Streckhaltung ein, dann die Fersen senken und die Arme nach unten führen, dabei ausatmen.

Variation: Stellen Sie sich bei dieser Übung vor die Kühlerhaube des Autos oder neben den Bus. Die Einatemphase bleibt wie oben beschrieben. Beim Ausatmen stützen Sie sich mit den Händen sanft auf der Kühlerhaube oder der Buswand ab.

6. Übung

- Stützen Sie sich mit den Händen am Auto oder an einem Baum ab. Stellen Sie ein Bein etwas zurück, so dass Sie eine normale Schrittstellung einnehmen (Abb. 114).
- Nun beugen Sie gleichzeitig beide Knie, behalten dabei aber Fersenkontakt. Einige Male die Knie beugen und strecken. Beachten Sie die Mobilisation vor allem des hinteren Sprunggelenks und die Dehnung der Wade.
- Die Beinstellung wechseln und die Übung wiederholen.

Variation: Strecken Sie ein Bein nach hinten und stellen Sie die Fußspitze auf. Dann langsam die Ferse nach unten in Richtung Boden drücken und die Dehnung mindestens 30 Sekunden halten. Danach das Bein vorziehen und das andere zurücksetzen. Die gleiche Übung mit dem anderen Bein wiederholen.

Abb. 115

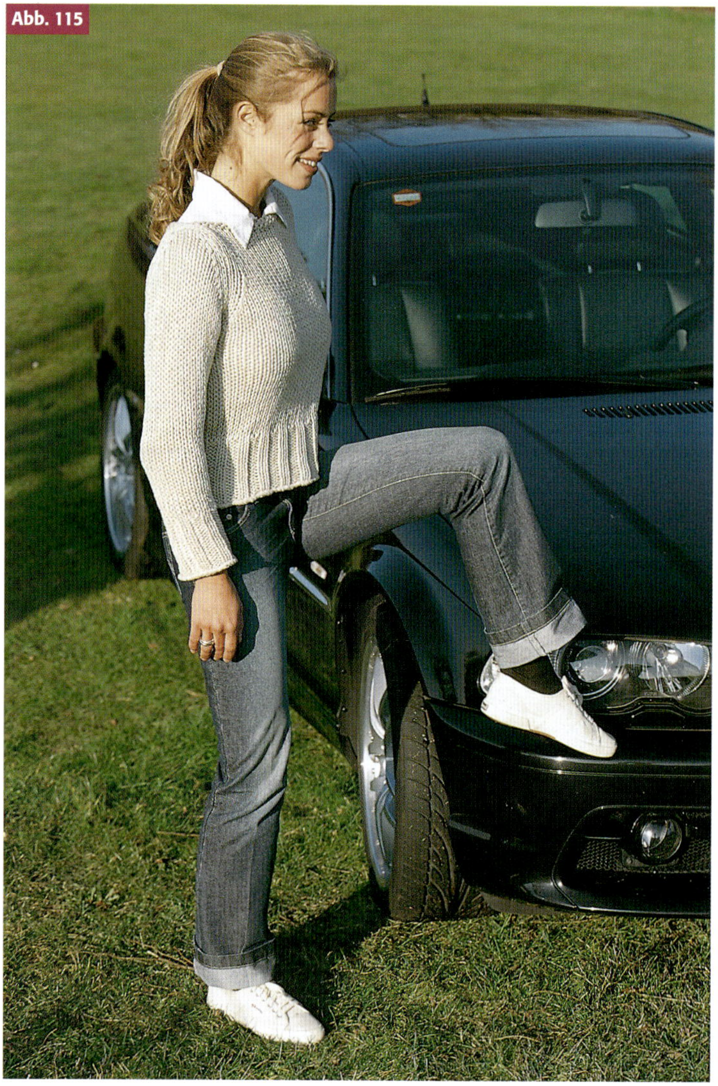

7. Übung

▶ Stellen Sie sich vor das Auto oder den Bus, und zwar vor die Stoßstange.

▶ Dann heben Sie im Wechsel das rechte und linke Knie an und tippen mit der Fußspitze auf die Stoßstange (Abb. 115).

Diese Position eignet sich auch für eine **Atemübung**:

▶ Beide Arme weit nach oben strecken und einatmen. Danach die Arme senken, die Hände auf das Knie legen und ausatmen. Nach 3–4 langsamen Atemzügen das Bein wechseln.

▶ Besonders effektiv: Beim Einatmen heben Sie sich mit dem Standbein auf die Zehenspitzen.

8. Übung

Eine geeignete Übung für Bus- und Autopausen:

▶ Stellen Sie sich mit den Vorderfüßen auf eine Treppenstufe des Busses oder auf die Einstiegskante des Autos und halten Sie die Fersen »in der Luft« (Abb. 116).

▶ Dann stemmen Sie sich einige Male auf die Zehenspitzen und senken die Fersen wieder ab (Abb. 117). Sie können sich dabei am Busgeländer, an der Tür oder am Autodach festhalten, wenn Sie wollen.

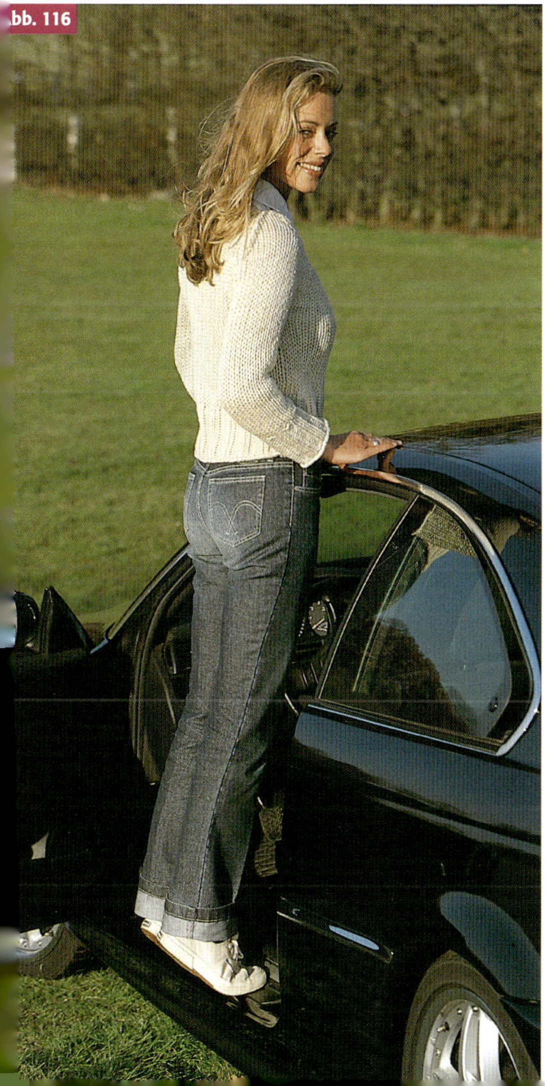
Abb. 116

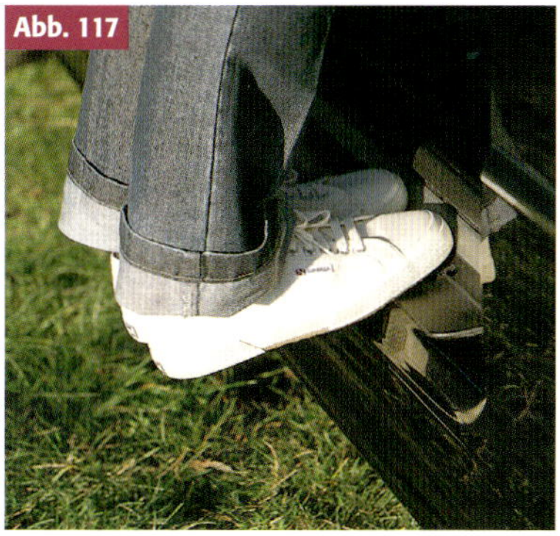
Abb. 117

Neben Parkplätzen gibt es meistens auch kleine Waldwege, Wiesen, Bäume oder liegende Baumstämme. Hier bieten sich folgende Übungen an:

9. Übung

▶ Gehen Sie 4 Schritte auf Zehenspitzen auf einer Wiese, einem Waldweg oder dem Parkplatzgelände (Abb. 118).

▶ Dann 4 Schritte auf den Fersen gehen. Immer im Wechsel.

▶ Bleiben Sie zwischendurch hin und wieder stehen und wippen Sie auf der Stelle abwechselnd auf den Zehen und den Fersen.

Variation: Das abwechselnde Wippen auf den Zehen und Fersen können Sie auch vor einem Baum machen, indem Sie sich mit den Händen am Baumstamm abstützen. Strecken Sie dabei die Arme etwa schulterbreit und in Schulterhöhe nach vorn.

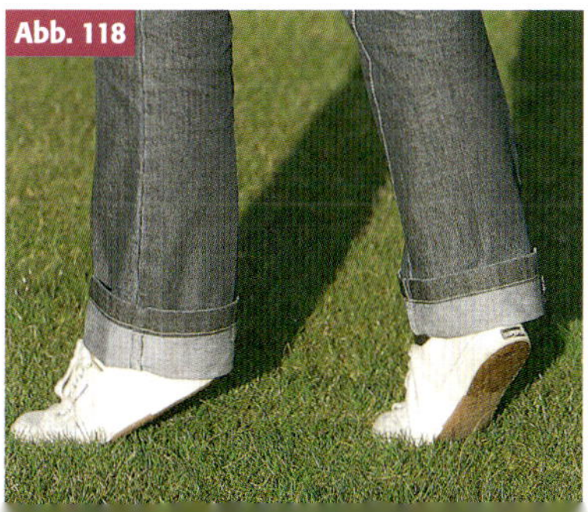
Abb. 118

Übungsprogramm 3: Im Flugzeug

Vor allem auf Langstreckenflügen kommt es bei vielen Menschen zu schweren und letztendlich geschwollenen Beinen – ein Zeichen für die Überbeanspruchung der Venen durch das lange Sitzen.
Aber auch auf kürzeren Flügen, also schon bei einer Flugdauer von drei Stunden, kann es zu Venenproblemen kommen. Deshalb sollten Sie dafür Sorge tragen, sich zwischendurch immer wieder etwas zu bewegen, das heißt aufzustehen und auf und ab zu gehen, aber auch beim Sitzen die Beine und Füße zu bewegen.
Selbst in den meist sehr engen Sitzreihen lässt sich dieses speziell für die Flugreise zusammengestellte Kurzprogramm, das den Venen gut tut und Stauungen verhindert, ausführen.

Einige der Übungen sind auch mit Schuhen möglich, aber ohne Fußbekleidung sind sie noch effektiver.

Wichtig: Wiederholen Sie dieses Kurzprogramm während des Fluges in Abständen immer wieder.

Diese Übungen eignen sich auch für längere Zug- oder Busreisen.

1. Übung

Diese effektive Übung ist im Sitzen und auf kleinstem Platz sehr gut möglich – sowohl mit als auch ohne Schuhe. Sie sollten sie zwischendurch immer wieder ausführen:

- Bewegen Sie beide Füße abwechselnd: den einen in den Zehenstand, den anderen in den Fersenstand (Abb. 119 a). Im schnellen und im langsamen Wechsel üben.
- Nun beide Füße gleichzeitig in den Fersen-, dann in den Zehenstand bewegen (Abb. 119 b). Im raschen Wechsel.

Abb. 119 a

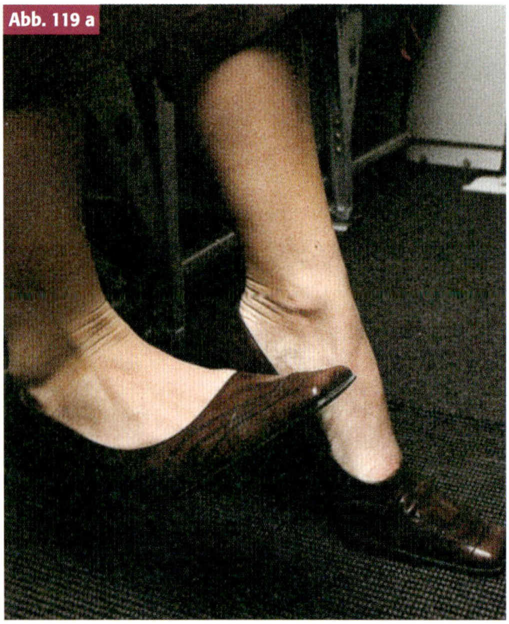

Abb. 119 b

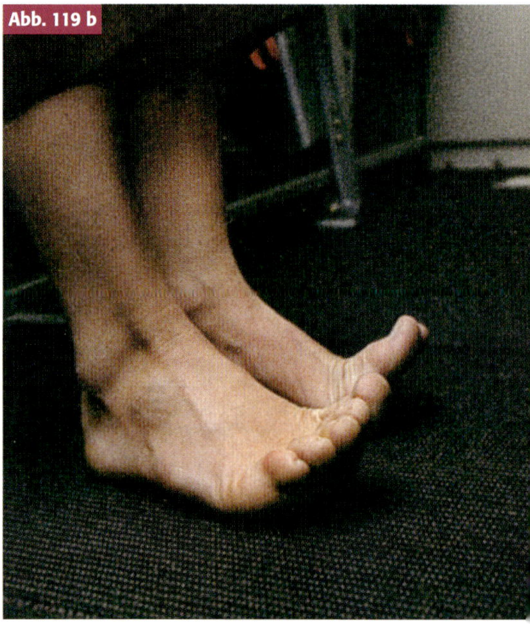

20

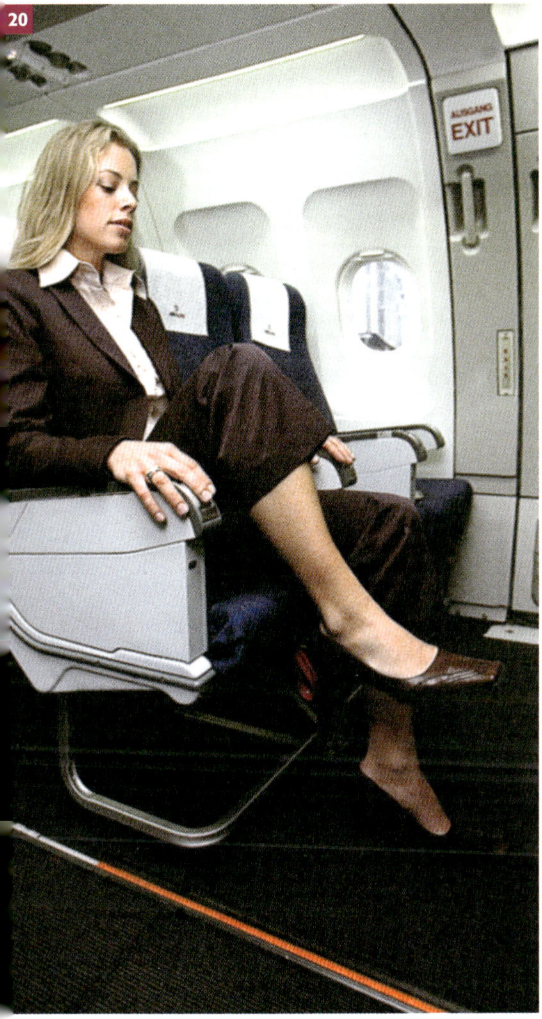

Abb. 121

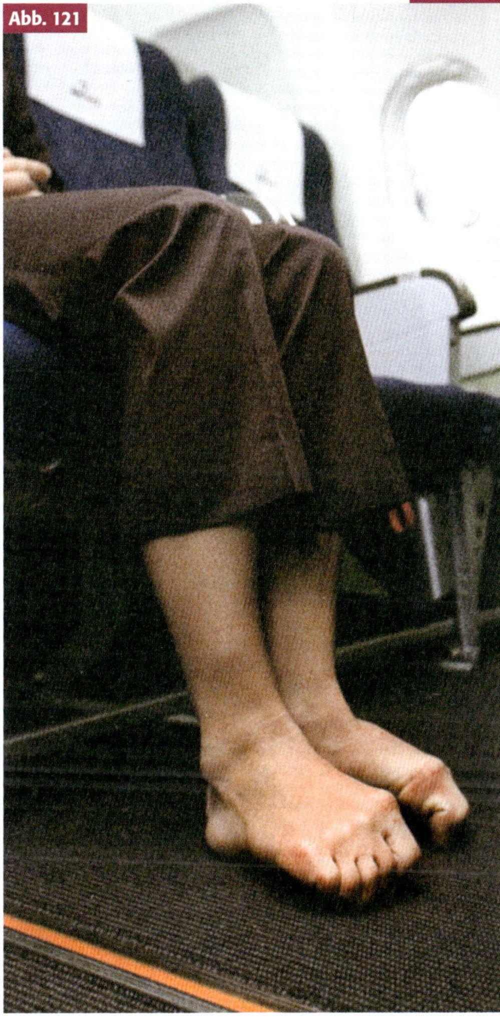

2. Übung

▶ Ziehen Sie im Wechsel das rechte und das linke Knie hoch (Abb. 120).

Variation: Ein Knie anziehen und dabei die Zehenspitzen hochziehen. Dann das angezogene Bein in dieser Position 10- bis 20-mal in kleinen Bewegungen nach oben wippen. Wechseln und die Übung mit dem anderen Bein ausführen.

3. Übung

Wenn es Ihnen möglich ist, ziehen Sie bei dieser Übung die Schuhe aus, andernfalls üben Sie in Schuhen:

▶ Im Wechsel die Zehen kräftig in den Boden einkrallen, das Längsgewölbe bewusst hochziehen, dann die Zehen wieder strecken und spreizen. Die Fersen bleiben währenddessen auf dem Boden stehen. Dann beide Füße gleichzeitig einkrallen (Abb. 121).

4. Übung

▶ Heben Sie die Fersen beider Füße gleichzeitig an und drehen Sie sie nach außen (Abb. 122).

▶ Jetzt die Fersen absetzen, dann wieder anheben, zurückdrehen und absetzen.

▶ In steter Fortsetzung.

5. Übung

Eine der besten Übungen auch im Flugzeug ist der »Raupengang«:

▶ Krabbeln Sie mit Ihren Füßen wie eine Raupe nach vorn und dann wieder zurück (Abb. 123). Die Bewegung erfolgt durch ein kräftiges Einrollen der Zehen.

Abb. 122

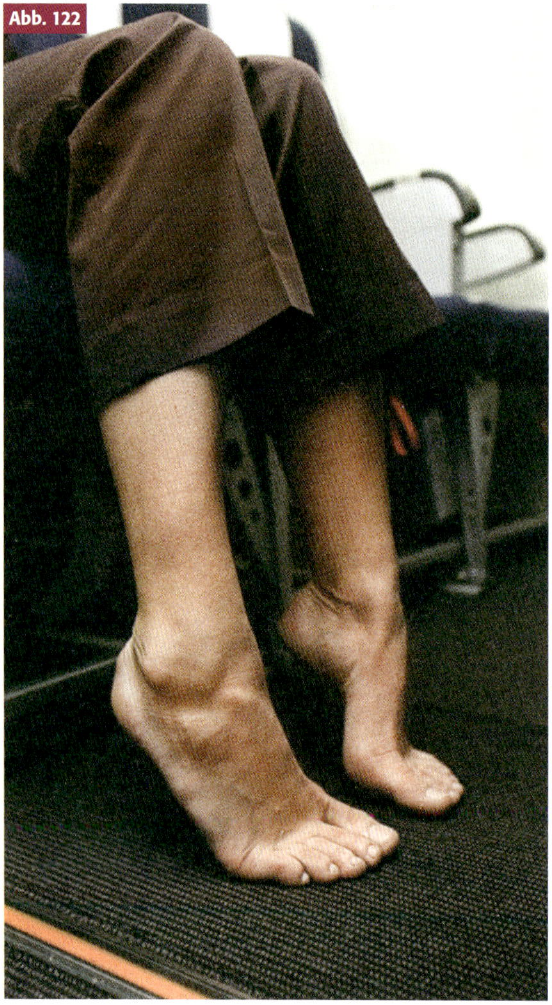

Abb. 123

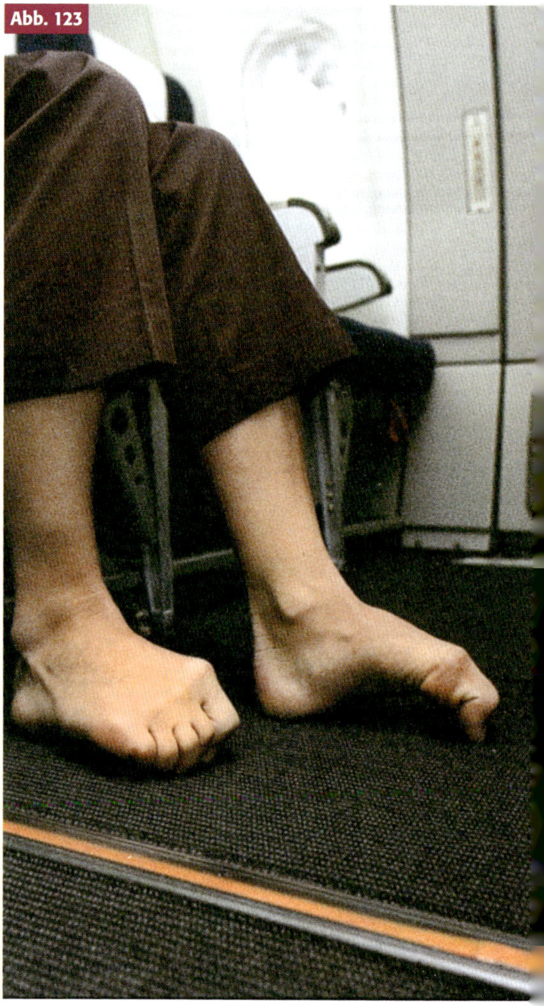

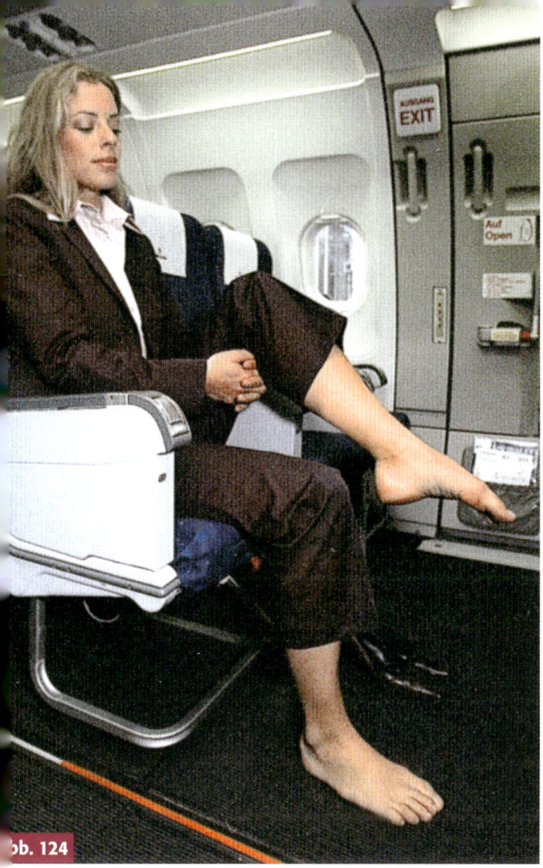

Abb. 124

6. Übung

▶ Heben Sie das linke Knie an und halten Sie den linken Oberschenkel zwischen beiden Händen fest, dann

a) den Fuß abwechselnd einige Male rechts- und linksherum kreisen;
b) den Fuß abwechselnd beugen und strecken (Abb. 124): zuerst ganz langsam, dann ganz schnell;
c) die Zehen abwechselnd einkrallen und spreizen: zuerst langsam, die Spannung jeweils 4–6 Sekunden halten, dann im schnellen Wechsel;
d) die Zehenspitzen kräftig hochziehen und gleichzeitig den Oberschenkel fest in die Hände drücken: die Spannung 4–6 Sekunden halten, dann das Bein locker absetzen und mit dem anderen üben.

Abb. 125

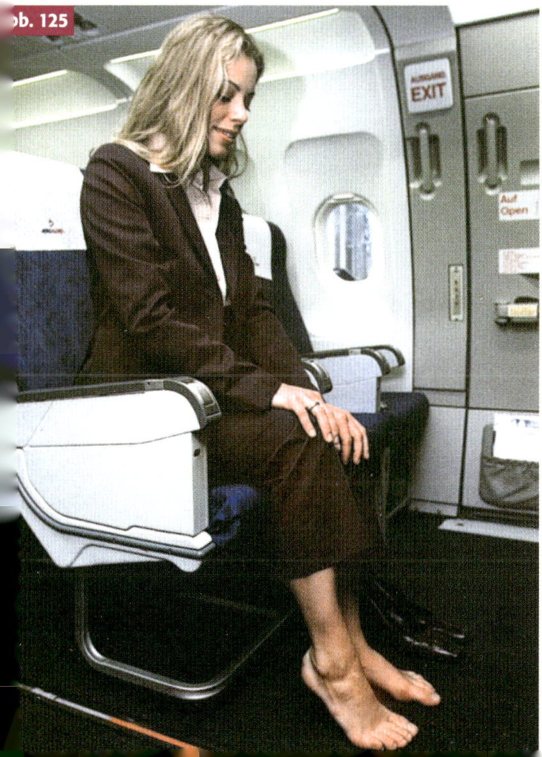

7. Übung

▶ Legen Sie beide Hände auf die Knie und achten Sie auf einen geraden Rücken.

▶ Üben Sie jetzt mit den Händen Druck auf die Knie aus. Dann abwechselnd das rechte und das linke Knie gegen den Widerstand der Hände nach oben drücken, indem Sie die jeweilige Ferse anheben (Abb. 125).

Diese Übung tut auch dem Rücken gut, vor allem der Lendenwirbelsäule.

Im Flugzeug leiden natürlich auch andere Körperbereiche erheblich unter dem viel zu geringen Platz. Deshalb hier noch weitere Übungen speziell für Rücken und Nacken:

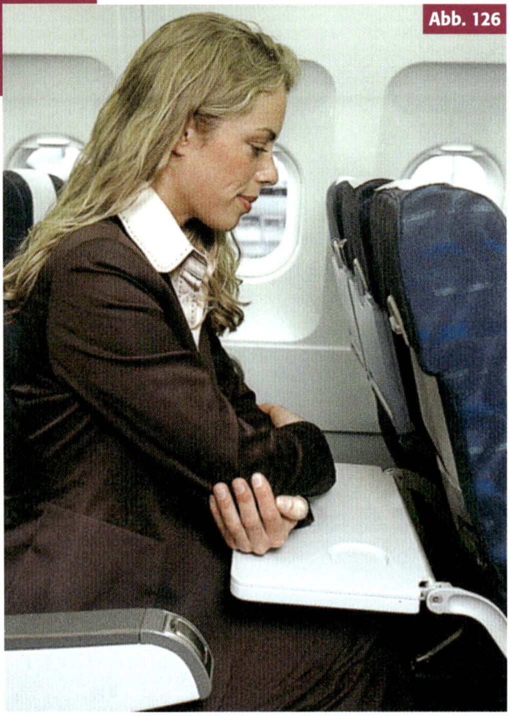
Abb. 126

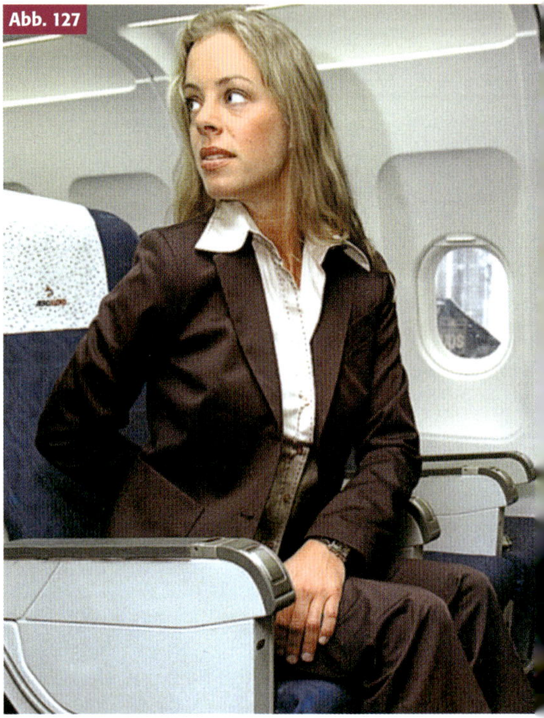
Abb. 127

8. Übung

Sitzen Sie aufrecht und klappen Sie das Tischchen vor sich herunter:

▶ Legen Sie beide Hände an Ihre Ellenbogen, beugen Sie dann den Oberkörper mit gerader Wirbelsäule ein wenig nach vorn und stützen Sie die Unterarme auf dem Tischchen ab (Abb. 126). Achten Sie darauf, dass die Wirbelsäule gerade ist und Rücken und Nacken sich in einer Linie befinden. Die Schultern sind eher in die Weite und nach unten gezogen.

▶ Dann spannen Sie die Beckenbodenmuskeln an und ziehen den Scheitel des Kopfes in die Höhe, so dass der gesamte Rücken/Nackenbereich in die Länge gezogen wird.

▶ Die Spannung 6–10 Sekunden halten, dann entspannen. 6–10-mal wiederholen.

9. Übung

Setzen Sie sich aufrecht auf Ihren Sitz, die Rückenlehne ist gerade gestellt:

▶ Winkeln Sie den rechten Arm an und legen Sie den Unterarm hinten an den Rücken. Nun legen Sie die linke Hand an die Außenseite des rechten Oberschenkels. Die linke Schulter dreht ebenfalls so weit wie möglich nach rechts und auch der Kopf dreht mit, der Blick geht nach hinten-rechts (Abb. 127).

▶ Halten Sie diese Dehnposition 10–30 Sekunden und lassen Sie währenddessen den Atem gelöst fließen.

▶ Danach die Seite wechseln. Jede Seite 3–4-mal üben.

Abb. 128

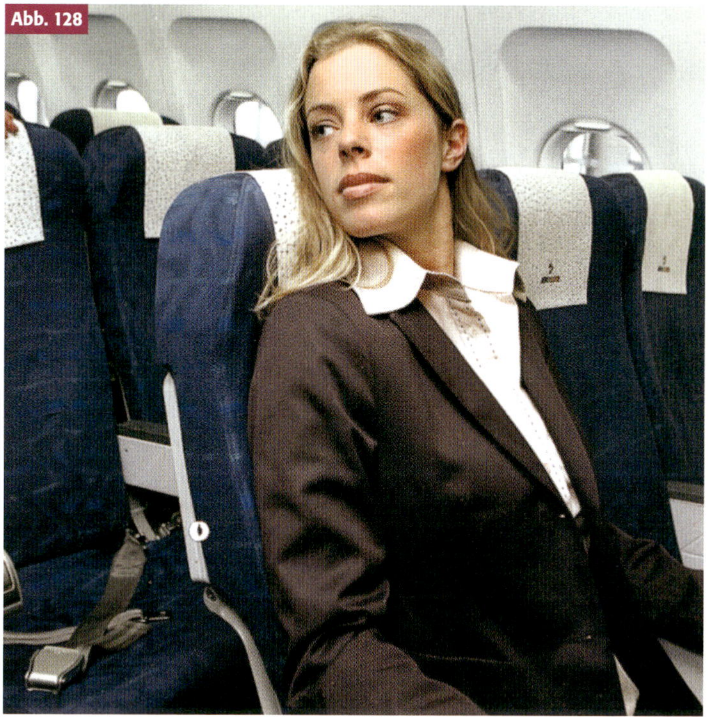

10. Übung

Setzen Sie sich auf dem Sitz ganz zurück und lehnen Sie den Kopf an die gerade gestellte Rückenlehne an:

- Drücken Sie den Kopf kräftig nach hinten gegen das Kopfteil des Sitzes und halten Sie die Spannung 6 bis 10 Sekunden.
- Danach den Kopf vorbeugen und das Kinn zum Brustbein hin ziehen. Diese Dehnung 10–30 Sekunden halten und dabei weiteratmen.
- Dann den Kopf anheben und nachspüren. 3–4-mal wiederholen.

Variation: Wie oben zuerst den Kopf zurückdrücken, dann den Kopf abwechselnd zur rechten Seite drehen und die Dehnung in der gegenüberliegenden Seite spüren (Abb. 128). Die Dehnung 10–30 Sekunden halten, dann den Kopf zurückgleiten lassen. Jede Seite 3–4-mal.

Übungsprogramm 4: Am Strand

Keine Frage: Sandstrände sind eine ausgezeichnete Möglichkeit, seinen Beinen und Venen etwas besonders Gutes anzutun. Schon allein das Gehen im Sand oder auf kleinen Kieselsteinen ist Balsam für die Beinmuskulatur.

Nutzen Sie jede Gelegenheit, am Strand durch knöchel- bis knietiefes Wasser zu waten. Das kalte Wasser zieht die Venen zusammen und regt die Wadenmuskelpumpe an.

Es gibt jedoch auch spezielle Übungen, die Sie in Ihrem Urlaub am Strand machen können, um die Venen und die sie umgebenden Muskeln zu stärken:

1. Übung

Setzen Sie sich auf einen Liege- oder anderen Stuhl am Strand:

▶ Krallen Sie die Zehen kräftig in den Sand ein wie die Schaufeln eines Baggers, dann wieder lockerlassen (Abb. 129).

Variation 1:
Greifen Sie mit den Zehen in den Sand, heben Sie so viel wie möglich hoch und lassen Sie den Sand wieder herunterfallen (Abb. 130). Versuchen Sie dies auch im Stehen.
Führen Sie diese wirkungsvolle Übung auch immer wieder zwischendurch aus, zum Beispiel während eines Strandspaziergangs.

Variation 2:
»Baggern« Sie auch in nassem Sand.

Abb. 129

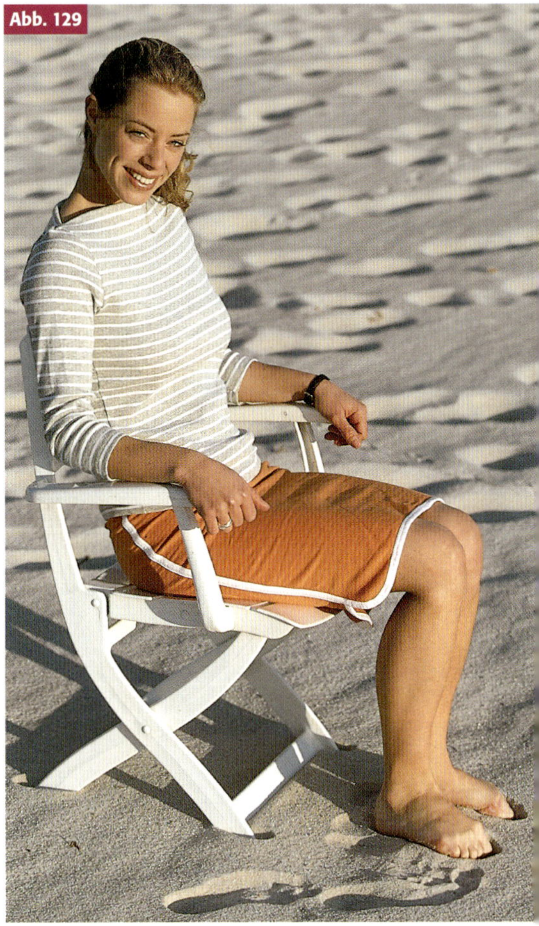

Abb. 130

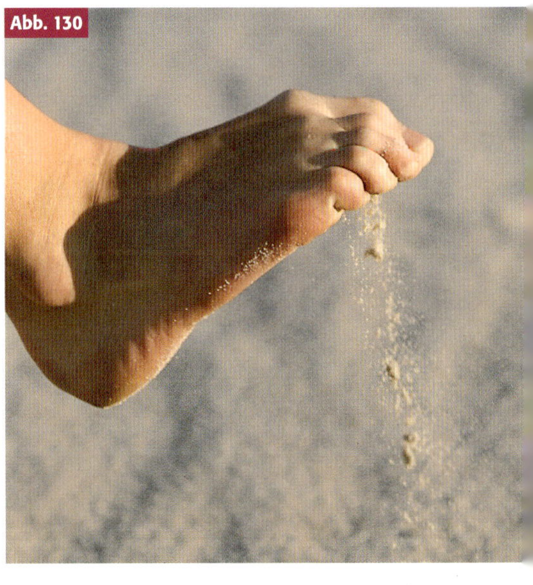

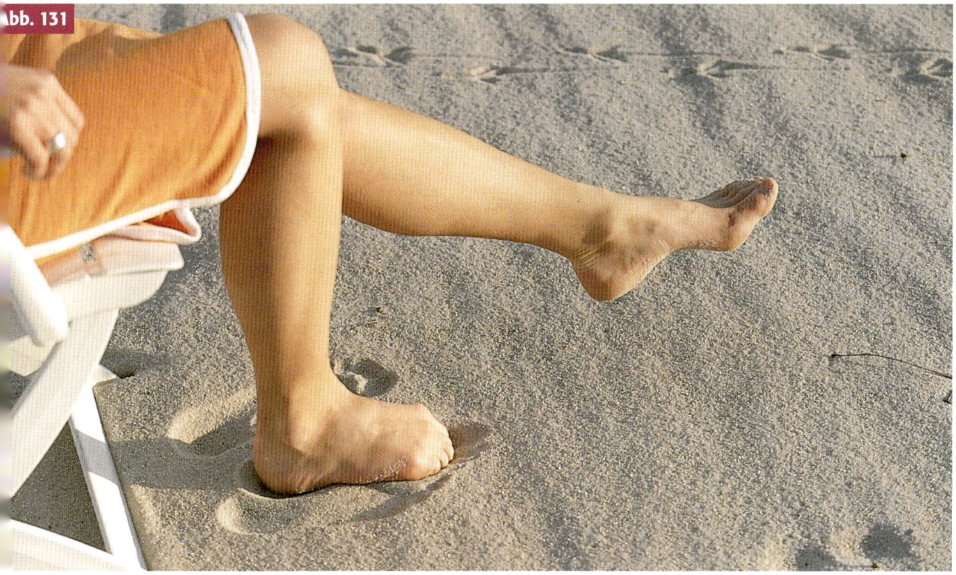

Abb. 131

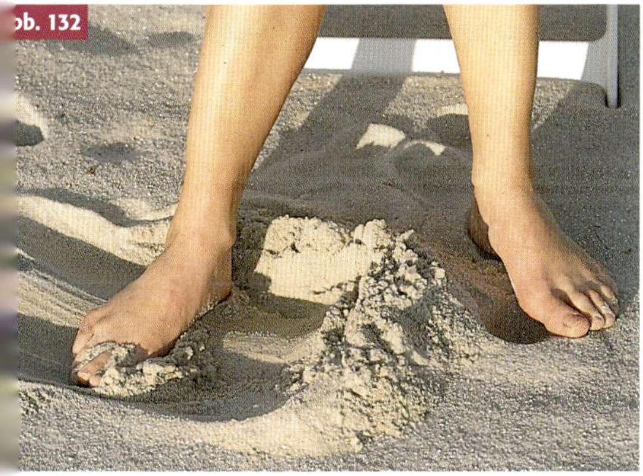

Abb. 132

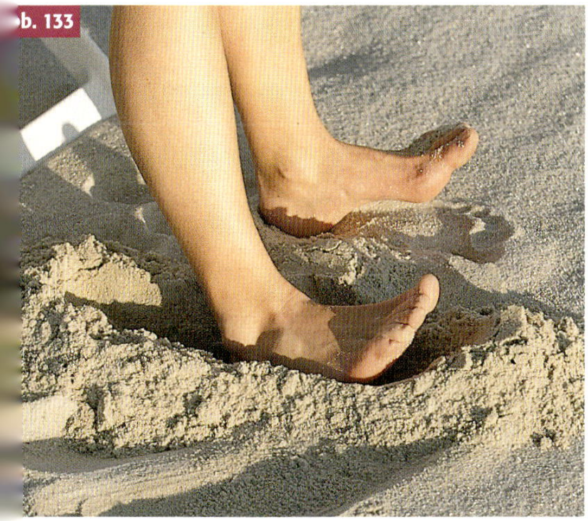

Abb. 133

2. Übung

Setzen Sie sich auf den Liegestuhl:

- ▶ Ziehen Sie den linken Vorderfuß hoch und spreizen Sie die Zehen; gleichzeitig krallen Sie die Zehen des rechten Fußes in den Sand (Abb. 131).
- ▶ Dann den linken Vorderfuß anheben und sich mit den Zehen des rechten Fußes in den Sand eingraben.
- ▶ Immer wieder wechseln.

3. Übung

- ▶ Im Sitzen: Heben Sie die Fußinnenkanten an und schieben Sie den Sand zusammen, so dass ein kleiner Sandhügel entsteht (Abb. 132).
- ▶ Danach die Fußaußenkanten anheben und den Sand nach außen schieben.

4. Übung

Im Sitzen oder Stehen:

- ▶ Buddeln Sie mit einem Fuß (Ferse/Vorderfuß im Wechsel) Löcher in den Sand (Abb. 133).
- ▶ Wechseln Sie immer wieder die Füße ab und graben Sie neue Löcher.

5. Übung

Im Sitzen oder Stehen:

▶ Wenn Sie stehen, zuerst das Gewicht auf ein Bein verlagern, dann mit dem Vorderfuß des anderen Beins eine fächerförmige Bewegung im Sand ausführen. Den Vorderfuß also nach außen und innen bewegen, wobei die Ferse auf der Stelle stehen bleibt.

▶ Das Bein wechseln.

Variation: Streichen Sie mit dem ganzen Fuß bzw. mit der ganzen Fußsohle im Sand hin und her (Abb. 134).

6. Übung

Sehr empfehlenswert im Sand: der »Raupengang«:

▶ Stehen Sie im Sand, krallen Sie dann die Zehen ein und bewegen Sie sich wie eine Raupe vorwärts (Abb. 135).

▶ Führen Sie diese Übung in trockenem sowie in nassem Sand am Wasser aus.

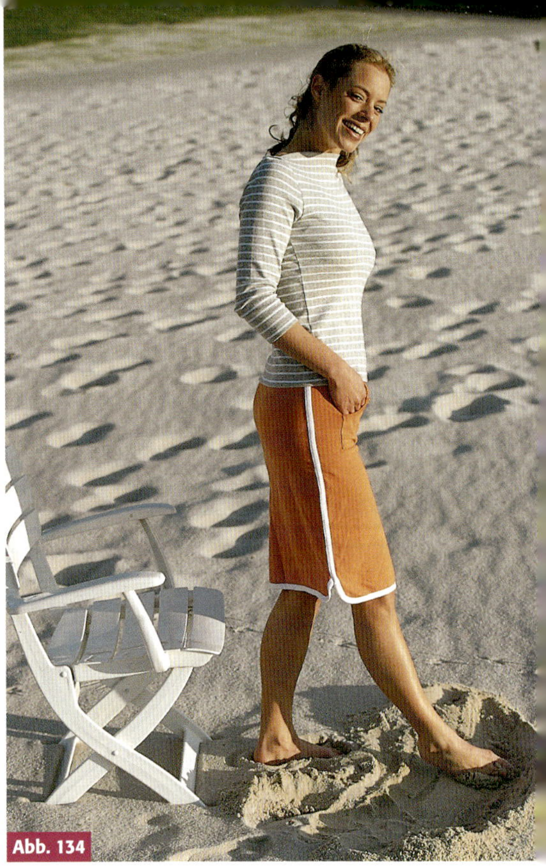

Abb. 134

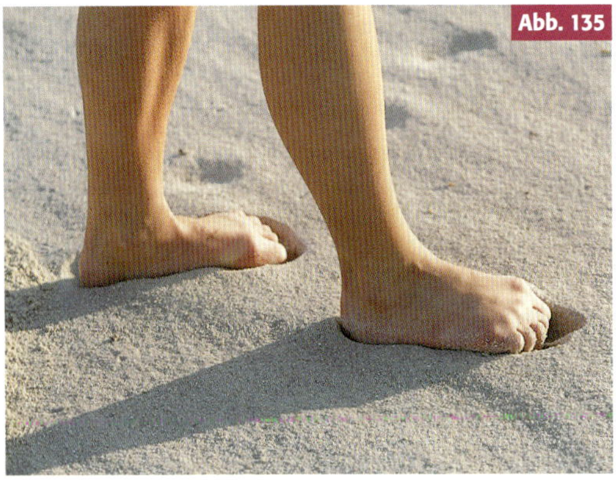

Abb. 135

▶ Das Standbein wechseln und mit den Zehen des anderen Fußes Figuren in den Sand »malen«.

Diese »Zeichnungen« gelingen in leicht nassem Sand besser als in trockenem.

7. Übung

Im Stehen:

▶ Verlagern Sie das Gewicht auf ein Bein, »malen« Sie dann mit den Zehenspitzen des anderen Beines verschiedene Figuren in den Sand, beispielsweise eine Schnecke, einen Kreis, Achter-Kreise oder Zickzacklinien (Abb. 136).

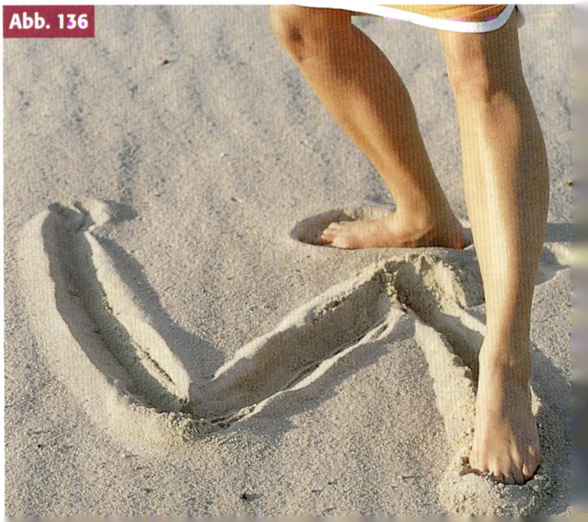

Abb. 136

Nützliche Adressen

Bundesverband Deutscher Kosmetikerinnen e.V.
Monika Ferdinand
Schadowstr. 72
40211 Düsseldorf
Tel.: 0211 – 36 58 91

Deutsche Gefäßliga e.V.
Postfach 4038
69254 Malsch bei Heidelberg
Tel.: 07253 – 262 28

Deutsche Gesellschaft für Gefäßsport
Praxis Dr. Gerlach
T6, 25
68161 Mannheim
Info-Tel. von 9.00–12.00 Uhr:
06204 – 797 93

Deutsche Gesellschaft für Lymphologie
Lindenstr. 8
79877 Friedensweiler
Tel.: 07651 – 97 16 11
www.lymphdgl.@t-online.de

Deutsche Venen-Liga e.V.
Hauptgeschäftsstelle
Sonnenstr. 6
56864 Bad Bertrich
Tel.: 02674 – 14 48
www.venenliga.de

Deutsche Venen-Liga e.V.
Geschäftsstelle West
Heiligenstr. 90
40721 Hilden
Tel.: 02103 – 24 26 91

Deutsche Venen-Liga e.V.
Geschäftsstelle Mitte
Hofgartenstr. 6
63739 Aschaffenburg
Tel.: 06021 – 30 31 90

Deutsche Venen-Liga e.V.
Geschäftsstelle Süd
Abtsee 33
83410 Laufen
Tel.: 08682 – 75 31

Deutsche Venen-Liga e.V.
Geschäftsstelle Südwest
Postfach 10 04 10
78404 Konstanz
Tel.: 07531 – 45 50 25

Initiative Venengesundheit Frankfurt
Bettinastr. 64
60325 Frankfurt
Tel.: 069 – 97 40 57 16

Kneipp-Bund e.V.
Adolf-Scholz-Allee 6–8
86825 Bad Wörishofen
Tel.: 08247 – 3002-0

Österreichische Lymphliga (ÖLL)
Isbary-Gasse 11
1140 Wien
Tel.: 0664 – 487 44 38

Schweizerische Venenliga
Postfach 114
8575 Bürglen
Tel.: 071 – 672 98 11 + 12
www.venenliga.ch

»Barfußpfade«

Kur- und Touristinformation Bad Sobernheim
Postfach 261
55562 Bad Sobernheim
Tel.: 06751 – 81-241

Tourist-Information Luftkurort Dornstetten
Marktplatz 2
72280 Dornstetten
Tel.: 07443 – 96 20-30

Aus der Reihe »BLV aktiv + gesund«

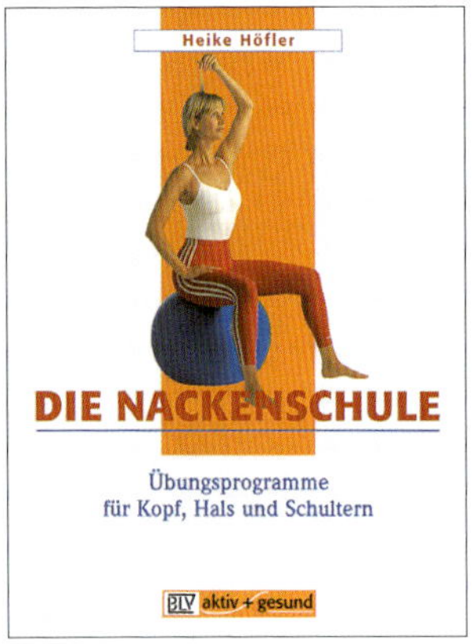

Heike Höfler
Die Nackenschule
Durch gezielte Entspannung Nackenbeschwerden vorbeugen: einfache Übungsprogramme zur Kräftigung von Kopf-, Hals- und Schultermuskulatur und zur Linderung bereits bestehender Beschwerden.

Dieter Beh
Atemgymnastik
Richtig atmen – richtig entspannen – gesund bleiben: Grundlagen und Übungen zur Körperwahrnehmung, Aufbau und Funktion der Atemorgane, praktische Übungsprogramme zur Atemgymnastik.

Helmut Reichardt
Rückenschule für jeden Tag
In Beruf und Alltag den Rücken schonen und Verspannungen vorbeugen: Übungen zur Dehnung, Kräftigung und Entspannung der Rückenmuskulatur.

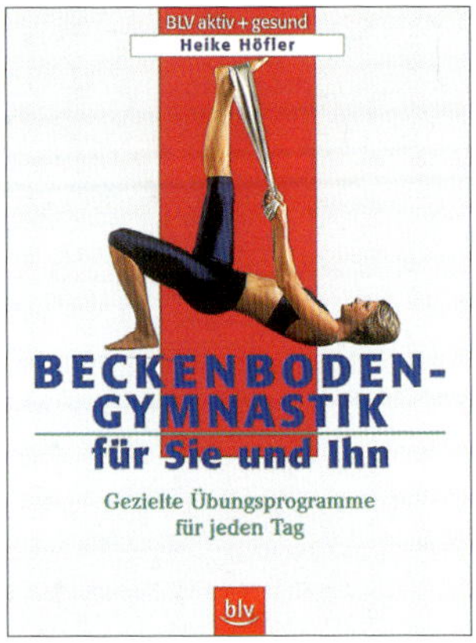

Heike Höfler
Beckenbodengymnastik für Sie und Ihn
Für Frauen und Männer aller Altersgruppen: Übungsprogramme zur Kräftigung der Beckenbodenmuskulatur bei Rückenbeschwerden, bei Haltungsproblemen, zur Steigerung der sexuellen Empfindungsfähigkeit, nach Operationen u.v.m.

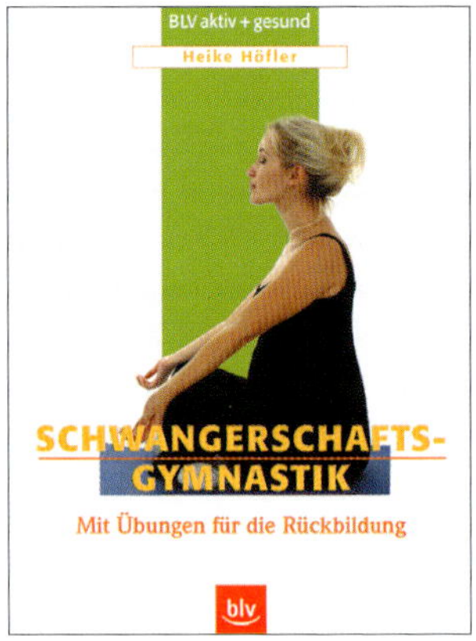

Heike Höfler
Schwangerschaftsgymnastik
Zur optimalen Vorbereitung auf die Geburt: Übungen für Becken, Bauch und Körperhaltung; Kraft und Entspannung durch Atem- und Yogaübungen, Rückbildungsgymnastik.

Hans H. Rhyner
Mit Yoga im Gleichgewicht
Grundlagen zu Yoga und Ayurveda; Yoga-Übungen für den Tagesbeginn, während des Tages und für den Abend – jeweils abgestimmt auf die drei Ayurveda-Konstitutionstypen; die richtige Ernährung.

Im BLV Verlag finden Sie Bücher zu den Themen: Garten und Zimmerpflanzen • Natur • Heimtiere • Jagd und Angeln • Pferde und Reiten • Sport und Fitness • Wandern und Alpinismus • Essen und Trinken

Ausführliche Informationen erhalten Sie bei:

BLV Verlagsgesellschaft mbH • Postfach 40 03 20 • 80703 München
Tel. 089/12705-0 • Fax 089/12705-543 • http://www.blv.de